BASISCHE ERNÄHRUNG

KOCHBUCH

ENTDECKE DAS GEHEIMNIS DER VITALITÄT MIT 201 EINFACH ZU BEFOLGENDEN REZEPTEN, DIE VERSPRECHEN, DEINEN KÖRPER UND GEIST ZU VERJÜNGEN. INKL. 28-TAGE-PLAN

Magda Jones

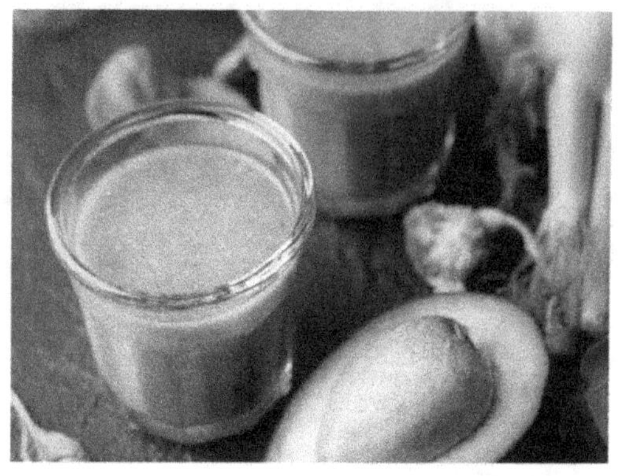

Köstlich

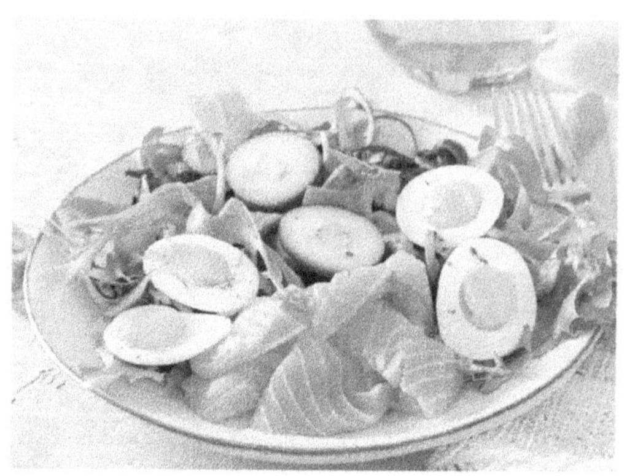

Einfache Rezepte

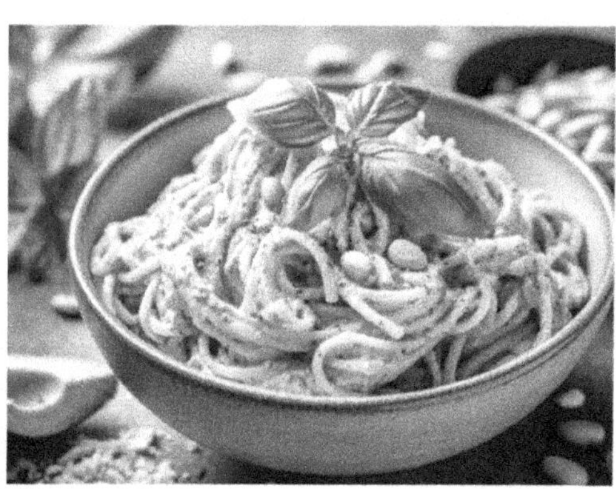

Nährstoffreich

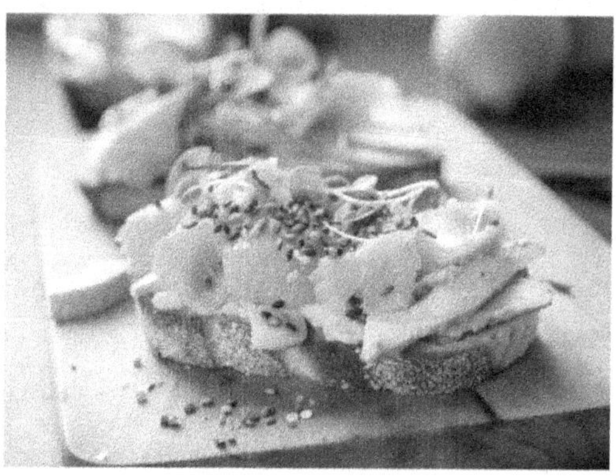

Schritt für Schritt Anleitung

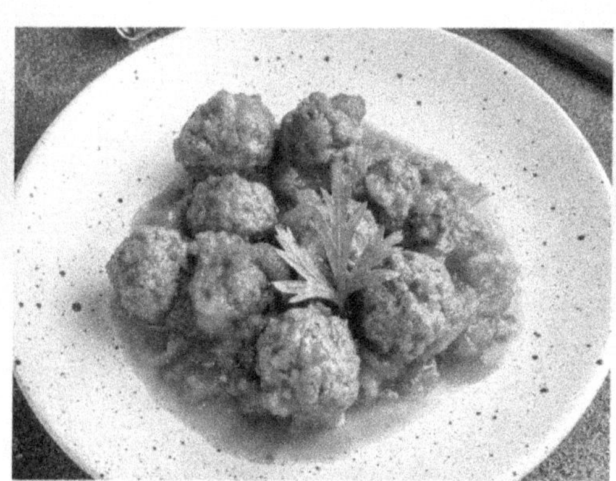

Basso-Zucker

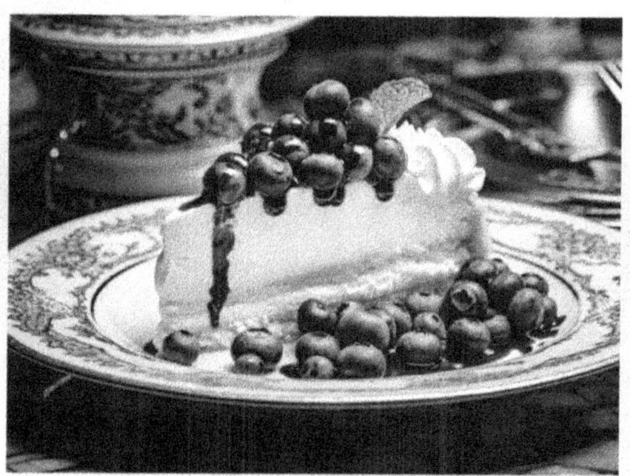

Schnell und einfach

Magda Jones

ISBN: 9798323415755

Inhaltsverzeichnis

Kapitel 1: Einführung

Willkommen zum "Basische Ernährung Kochbuch", Ihrem umfassenden Leitfaden für ein gesünderes Leben durch die Balance Ihres körperlichen pH-Werts. Dieses Buch ist mehr als nur ein Kochbuch; es ist ein Wegweiser zu einem verbesserten Wohlbefinden durch die Ernährung. In diesem einführenden Kapitel decken wir die Grundlagen ab, die Ihnen helfen werden, die Konzepte und Prinzipien der basischen Ernährung zu verstehen.

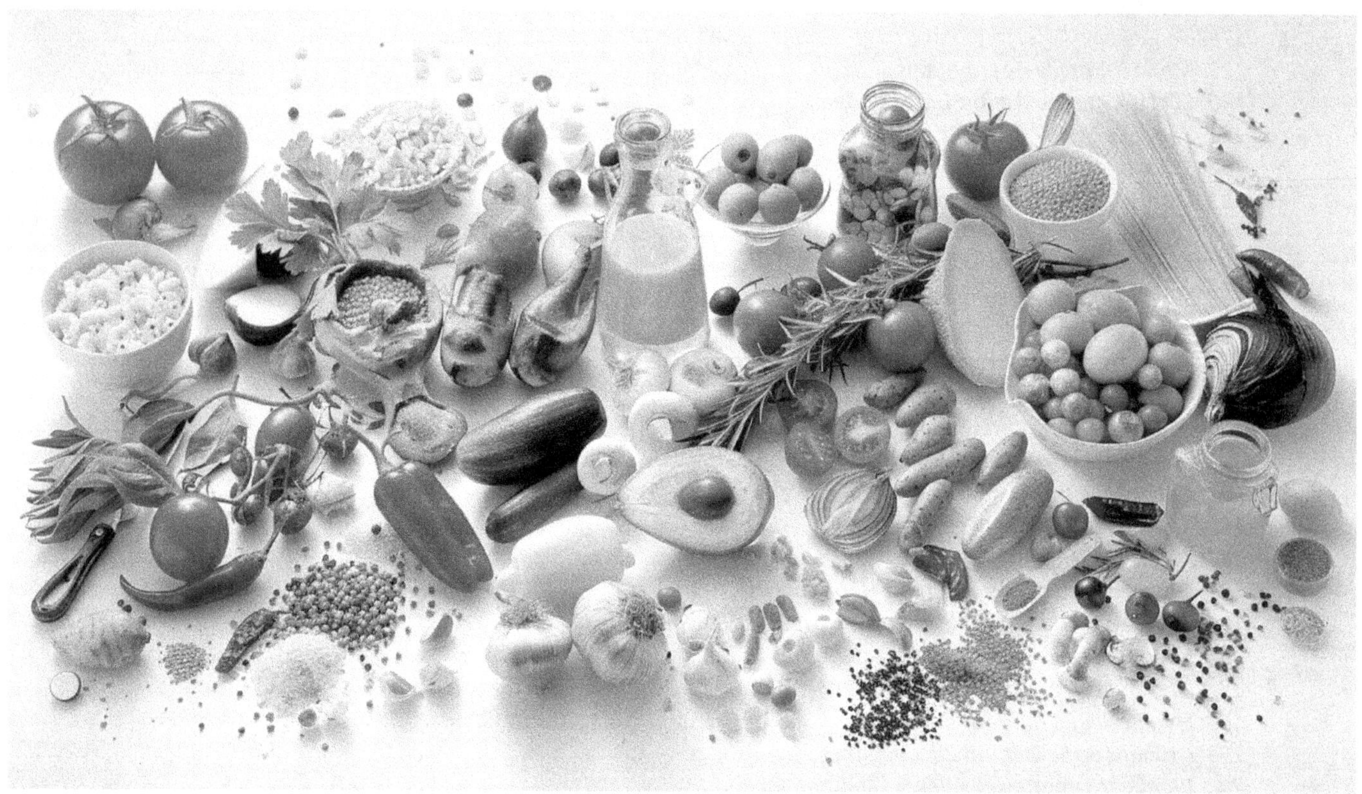

Was ist die basische Ernährung?

Die basische Ernährung beruht auf der Idee, den pH-Wert des Körpers durch die Zufuhr bestimmter Lebensmittel zu beeinflussen, die dazu beitragen, eine alkalische Umgebung zu fördern. Diese Theorie geht davon aus, dass unser moderner Lebensstil und unsere Ernährungsgewohnheiten zu einer Übersäuerung des Körpers führen, was verschiedene Gesundheitsprobleme nach sich ziehen kann. Durch die Konzentration auf alkalisch wirkende Lebensmittel und die Reduzierung säurebildender Nahrungsmittel strebt die basische Ernährung danach, den pH-Wert auszugleichen und die Gesundheit zu verbessern.

Wissenschaftliche Grundlagen: Wie beeinflusst die Alkalität den Körper?

In diesem Abschnitt werden wir die wissenschaftlichen Mechanismen hinter der alkalischen Diät untersuchen. Es wird erklärt, wie der pH-Wert im Körper gemessen wird und welche Rolle er bei verschiedenen Körperfunktionen spielt. Dazu gehören die Auswirkungen auf den Stoffwechsel, die Verdauung und die Aufnahme von Nährstoffen.

Mythen entlarven: Was die basische Ernährung ist und was nicht

Es gibt viele Missverständnisse und Mythen über die basische Ernährung. Dieser Abschnitt zielt darauf ab, Fakten von Fiktionen zu trennen, indem er häufige Irrtümer aufklärt und erklärt, was wissenschaftlich unterstützt wird und was nicht. Wir werden auch darauf eingehen, warum die Diät trotz der gemischten wissenschaftlichen Meinungen populär bleibt und welche gesundheitlichen Vorteile sie realistischerweise bieten kann.

Dieses Kapitel legt den Grundstein für Ihr Verständnis und Ihre Anwendung der basischen Ernährung, um Ihre Gesundheit zu verbessern und Ihr Wohlbefinden zu steigern. Durch ein besseres Verständnis der grundlegenden Prinzipien können Sie fundierte Entscheidungen über Ihre Ernährung treffen und die Rezepte im Buch optimal nutzen.

Mit "Basische Ernährung Kochbuch" sind Sie auf dem besten Weg, Ihre Ernährung zu revolutionieren und einen gesunden Lebensstil zu fördern. Treten Sie ein in die Welt der basischen Ernährung und entdecken Sie, wie Sie Ihr Wohlbefinden durch bewusste Ernährungsentscheidungen verbessern können.

Kapitel 2. Gesundheitliche Vorteile der basischen Ernährung

Die basische Ernährung wird oft mit einer Vielzahl von gesundheitlichen Vorteilen in Verbindung gebracht. Obwohl die wissenschaftlichen Meinungen zu einigen dieser Behauptungen gemischt sind, stimmen viele Experten überein, dass die Vorteile größtenteils aus der hohen Aufnahme von Obst, Gemüse und anderen vollwertigen, pflanzlichen Lebensmitteln resultieren. Hier sind einige der häufig genannten gesundheitlichen Vorteile einer basischen Ernährung:

Verbesserung der Knochengesundheit

Eine der häufigsten Behauptungen über die basische Ernährung ist, dass sie die Knochengesundheit verbessern kann. Die Theorie dahinter besagt, dass der Verzehr von säurebildenden Lebensmitteln, wie Fleisch, Milchprodukte und verarbeitete Getreide, den Körper dazu zwingt, Mineralien wie Kalzium aus den Knochen zu mobilisieren, um die durch diese Lebensmittel verursachte Säure zu neutralisieren. Indem man diese säurebildenden Lebensmittel reduziert und den Konsum von alkalischen Lebensmitteln erhöht, könnte man theoretisch die Notwendigkeit verringern, Kalzium aus den Knochen zu ziehen, was letztlich die Knochengesundheit fördert.

Wissenschaftliche Hintergründe

Studien zum Zusammenhang zwischen Ernährung und Knochengesundheit zeigen gemischte Ergebnisse, und die Wirksamkeit der basischen Ernährung zur Verbesserung der Knochengesundheit bleibt ein Bereich aktiver Forschung. Einige Untersuchungen legen nahe, dass eine höhere Zufuhr von Früchten und Gemüse, die reich an alkalischen Mineralien wie Kalium und Magnesium sind, mit einer besseren Knochengesundheit in Verbindung gebracht werden kann. Diese Mineralien könnten dazu beitragen, den Säuregehalt im Körper auszugleichen und so den Bedarf an Kalziumreduktion aus den Knochen zu minimieren.

Praktische Umsetzung in der basischen Ernährung

Um die Knochengesundheit durch eine basische Ernährung zu unterstützen, empfehlen Experten den regelmäßigen Verzehr von Lebensmitteln, die reich an alkalischen Mineralien sind. Dazu gehören:

- **Blattgemüse**: Lebensmittel wie Spinat, Grünkohl und Mangold sind reich an Kalzium und anderen Mineralien, die für die Knochengesundheit wichtig sind.
- **Obst**: Bananen, Orangen und andere Zitrusfrüchte sowie Trockenfrüchte sind gute Quellen für Kalium, das helfen kann, den Säure-Basen-Haushalt zu regulieren.
- **Nüsse und Samen**: Mandeln, Sesam und Chiasamen sind nicht nur reich an gesunden Fetten, sondern auch an Kalzium und Magnesium.
- **Hülsenfrüchte**: Linsen und Bohnen liefern nicht nur Protein, sondern auch wichtige Mineralien, die zur Unterstützung der Knochengesundheit beitragen.

Abschließende Betrachtung

Obwohl eine gesunde, ausgewogene Ernährung, die reich an Obst, Gemüse, Nüssen und Samen ist, zweifellos viele gesundheitliche Vorteile bietet, einschließlich der Unterstützung der Knochengesundheit, ist es wichtig, die Ernährungsumstellung nicht als Allheilmittel zu sehen. Eine ausgewogene Ernährung, die auch andere Lebensmittelgruppen einschließt, zusammen mit einem gesunden Lebensstil, einschließlich regelmäßiger körperlicher Aktivität, ist entscheidend für die Erhaltung starker Knochen.

Reduktion von Entzündungen

Entzündungen spielen eine zentrale Rolle bei vielen chronischen Krankheiten, einschließlich Arthritis, Herzkrankheiten und einigen Formen von Krebs. Die basische Ernährung wird oft als entzündungshemmende Diät empfohlen, da sie reich an Antioxidantien, Phytonährstoffen und anderen entzündungshemmenden Verbindungen ist, die dazu beitragen können, Entzündungen im Körper zu reduzieren.

Wissenschaftliche Grundlagen

Die Theorie hinter der entzündungshemmenden Wirkung der basischen Ernährung basiert auf der Annahme, dass eine hohe Aufnahme säurebildender Lebensmittel (wie Fleisch, Milchprodukte und verarbeitete Getreideprodukte) zu einem niedrigen Grad chronischer Entzündung führen kann. Dies liegt daran, dass diese Lebensmittel potenziell Entzündungsreaktionen im Körper fördern können. Im Gegensatz dazu bieten basische Lebensmittel wie Obst und Gemüse natürliche Antioxidantien und entzündungshemmende Verbindungen, die helfen, diese Reaktionen zu bekämpfen.

Lebensmittel mit entzündungshemmenden Eigenschaften

Zu den Lebensmitteln, die für ihre entzündungshemmenden Eigenschaften bekannt sind und in einer basischen Diät empfohlen werden, gehören:

- **Blattgemüse und Kreuzblütler**: Spinat, Grünkohl, Brokkoli und Rosenkohl sind reich an Vitaminen und Mineralien, die entzündungshemmende Eigenschaften haben.
- **Fette Fische**: Lachs, Makrele und Sardinen sind reich an Omega-3-Fettsäuren, die bekanntermaßen Entzündungen reduzieren.
- **Beeren**: Erdbeeren, Blaubeeren und Himbeeren enthalten Antioxidantien wie Quercetin und Anthocyane, die entzündungshemmend wirken.
- **Olivenöl**: Ein Grundpfeiler der Mittelmeerdiät, bekannt für seine entzündungshemmenden Effekte.

- **Nüsse**: Mandeln und Walnüsse sind nicht nur alkalisch, sondern auch reich an entzündungshemmenden Omega-3-Fettsäuren.
- **Knoblauch und Zwiebeln**: Beide enthalten Schwefelverbindungen, die entzündungshemmende Eigenschaften haben.

Praktische Tipps zur Reduktion von Entzündungen

- **Vielfalt und Balance**: Integrieren Sie eine breite Palette von entzündungshemmenden Lebensmitteln in Ihre Ernährung, um von den verschiedenen gesunden Verbindungen zu profitieren.
- **Hydratation**: Trinken Sie viel Wasser, um den Körper zu hydratisieren und zu helfen, Toxine auszuscheiden, die Entzündungen fördern können.
- **Kochen bei niedrigen Temperaturen**: Vermeiden Sie das Kochen bei hohen Temperaturen und die Nutzung von Bratmethoden, die entzündungsfördernde Verbindungen wie fortgeschrittene Glykation-Endprodukte (AGEs) produzieren können.

Förderung der Verdauungsgesundheit

Eine gesunde Verdauung ist entscheidend für das allgemeine Wohlbefinden und spielt eine zentrale Rolle bei der Aufnahme von Nährstoffen und der Entgiftung des Körpers. Die basische Ernährung kann durch ihre Betonung auf vollwertigen, pflanzenbasierten Lebensmitteln zur Förderung der Verdauungsgesundheit beitragen. Hier sind die Mechanismen und Vorteile dieser Ernährungsweise für das Verdauungssystem detailliert erklärt:

Wissenschaftliche Grundlagen

Eine basische Diät, die reich an Ballaststoffen, Vitaminen und Mineralstoffen ist, unterstützt die Verdauungsfunktion auf mehrere Weisen. Ballaststoffe sind besonders wichtig, da sie die Darmmotilität verbessern und zur Bildung von gesundem Stuhl beitragen, was Verstopfung vorbeugt. Zudem dienen sie als Präbiotika, die nützliche Darmbakterien ernähren und somit das Mikrobiom fördern.

Lebensmittel, die die Verdauung unterstützen

Einige Schlüssellebensmittel in einer basischen Diät, die besonders vorteilhaft für die Verdauung sind, umfassen:

- **Blattgemüse**: Spinat, Mangold und andere Blattgemüse sind reich an Magnesium, einem Mineral, das natürlich abführend wirkt und zur Muskelentspannung im Verdauungstrakt beiträgt.

- **Fermentierte Lebensmittel**: Lebensmittel wie Sauerkraut, Kimchi und pflanzliche Joghurts unterstützen das Wachstum gesunder Darmbakterien und verbessern die Darmgesundheit.
- **Vollkörner**: Lebensmittel wie Quinoa, Amaranth und andere alkalische Getreide sind reich an Ballaststoffen, die helfen, den Darm regelmäßig zu halten.
- **Wasserreiche Früchte**: Melonen, Gurken und Paprika unterstützen die Hydratation, die für die Verdauung essenziell ist.

Praktische Tipps zur Verbesserung der Verdauung

- **Regelmäßige Mahlzeiten**: Essen Sie regelmäßig und vermeiden Sie große Mahlzeiten, die das Verdauungssystem überlasten können.
- **Ausreichende Flüssigkeitsaufnahme**: Trinken Sie viel Wasser und andere nicht-koffeinhaltige, ungesüßte Getränke, um die Verdauung zu unterstützen und die Nahrungsbestandteile besser durch den Verdauungstrakt zu bewegen.
- **Bewegung**: Regelmäßige körperliche Aktivität kann die Darmmotilität fördern und helfen, Verdauungsstörungen wie Blähungen und Verstopfung zu reduzieren.

Verbesserung der Hautgesundheit

Die Haut, unser größtes Organ, spiegelt oft den allgemeinen Gesundheitszustand und besonders die Ernährungsgewohnheiten wider. Eine basische Ernährung kann dazu beitragen, die Hautgesundheit zu verbessern, indem sie Nährstoffe liefert, die essentiell für die Aufrechterhaltung einer gesunden, strahlenden Haut sind. Hier wird erläutert, wie eine basische Ernährung die Haut positiv beeinflussen kann:

Wissenschaftliche Grundlagen

Die basische Ernährung fördert den Verzehr von Lebensmitteln, die reich an Vitaminen, Mineralstoffen und Antioxidantien sind. Diese Nährstoffe sind bekannt dafür, die Haut vor oxidativem Stress zu schützen, der zu vorzeitiger Alterung und Hautproblemen führen kann. Zusätzlich kann eine Reduktion von säurebildenden Lebensmitteln wie Zucker und verarbeiteten Lebensmitteln zu einer Reduzierung von Entzündungen im Körper beitragen, was wiederum die Hautgesundheit positiv beeinflusst.

Lebensmittel, die die Hautgesundheit unterstützen

Einige der wichtigsten Lebensmittel in einer basischen Diät, die besonders gut für die Haut sind, umfassen:

- **Avocados**: Reich an gesunden Fetten und Vitamin E, das die Hautfeuchtigkeit unterstützt und vor UV-Schäden schützt.
- **Rote Beete**: Enthält Antioxidantien, die helfen können, die Haut zu klären und zu revitalisieren.
- **Karotten**: Eine großartige Quelle für Beta-Carotin, das im Körper in Vitamin A umgewandelt wird, ein essentielles Vitamin für die Hautreparatur und -erneuerung.
- **Nüsse und Samen**: Liefern Omega-3-Fettsäuren und Zink, welche entzündungshemmend wirken und zur Erhaltung der Hautelastizität beitragen.
- **Blattgemüse**: Spinat und Grünkohl sind reich an Vitaminen und Mineralstoffen, die die Haut von innen nähren und schützen.

Praktische Tipps zur Verbesserung der Hautgesundheit

- **Ausreichende Hydratation**: Wasser ist entscheidend für eine gesunde Haut, da es hilft, Toxine auszuscheiden und die Hautzellen hydratisiert zu halten. Ziel sollte es sein, täglich ausreichend Wasser zu trinken.
- **Gesunde Fette**: Integrieren Sie Quellen von gesunden Fetten in Ihre Ernährung, die helfen, die Haut geschmeidig zu halten und Entzündungen zu reduzieren.
- **Schutz vor Umweltschäden**: Neben einer gesunden Ernährung ist es wichtig, die Haut vor schädlichen Umwelteinflüssen wie starker Sonneneinstrahlung und Verschmutzung durch den Gebrauch von Sonnencreme und anderen Schutzmaßnahmen zu bewahren.

Unterstützung der Gewichtsabnahme

Die basische Ernährung wird nicht primär als Diät zur Gewichtsabnahme vermarktet, doch viele Menschen erfahren beim Umstellen auf diesen Ernährungsstil einen natürlichen Gewichtsverlust. Die Ernährungsweise konzentriert sich auf gesunde, vollwertige Lebensmittel und schränkt die Aufnahme von verarbeiteten Lebensmitteln und Zucker ein, was zu einer insgesamt kalorienärmeren Ernährung führen kann. Hier ist ein detaillierter Blick darauf, wie die basische Ernährung beim Abnehmen helfen kann:

Wissenschaftliche Grundlagen

Die Reduzierung von säurebildenden Lebensmitteln wie Fleisch, Milchprodukten und verarbeiteten Getreideprodukten kann zu einer geringeren Kalorienaufnahme führen, da diese Lebensmittel oft kaloriendicht sind. Gleichzeitig erhöht der Verzehr von basischen Lebensmitteln wie Gemüse und Obst die Zufuhr von Ballaststoffen und Nährstoffen, was das Sättigungsgefühl steigert und Heißhungerattacken reduziert. Diese Veränderungen können zusammenwirken, um eine natürliche Reduktion des Körpergewichts zu fördern.

Lebensmittel, die bei der Gewichtsabnahme helfen

Zu den Schlüssellebensmitteln in einer basischen Diät, die besonders förderlich für die Gewichtsabnahme sind, gehören:

- **Blattgemüse und Gemüse**: Niedrig in Kalorien, aber hoch in Nährstoffen; fördert das Sättigungsgefühl ohne viele Kalorien.
- **Vollkörner**: Quinoa, Braunreis und andere Vollkörner sind reich an Ballaststoffen, die beim Gewichtsmanagement helfen, indem sie länger sättigen.
- **Fette Fische und Pflanzliche Proteine**: Bieten essentielle Omega-3-Fettsäuren und Eiweiß, die beides wichtige Komponenten für das Sättigungsgefühl und den Muskelaufbau sind.
- **Nüsse und Samen**: Ein hervorragender Snack, der gesunde Fette und Proteine liefert, aber in Maßen genossen werden sollte, da sie sehr kalorienreich sind.

Praktische Tipps zur Gewichtsabnahme

- **Regelmäßige Mahlzeiten**: Essen Sie regelmäßig, um Heißhunger zu vermeiden. Planen Sie Ihre Mahlzeiten und Snacks, um Überessen zu verhindern.
- **Wasser trinken**: Oft verwechseln wir Durst mit Hunger. Ausreichend Wasser zu trinken kann helfen, unnötiges Essen zu vermeiden.
- **Bewegung integrieren**: Eine gesunde Ernährung sollte durch regelmäßige körperliche Aktivität ergänzt werden, um den Stoffwechsel zu steigern und Kalorien effektiver zu verbrennen.

Prävention von chronischen Krankheiten

Die Prävention von chronischen Krankheiten ist ein zentrales Anliegen in der modernen Gesundheitsvorsorge. Die basische Ernährung, die den Schwerpunkt auf den Verzehr von überwiegend pflanzlichen, vollwertigen Lebensmitteln legt, wird oft mit einer Reihe von präventiven Gesundheitsvorteilen in Verbindung gebracht. Diese Ernährungsweise kann potenziell dazu beitragen, das Risiko für bestimmte chronische Krankheiten zu reduzieren. Hier ein Überblick über die Mechanismen, durch die eine basische Ernährung bei der Prävention helfen kann:

Wissenschaftliche Grundlagen

Eine Ernährung, die reich an basischen Lebensmitteln ist, fördert den Verzehr von hohen Mengen an Obst, Gemüse, Nüssen, Samen und Vollkörnern, die alle reich an essenziellen Nährstoffen, Antioxidantien, Ballaststoffen und gesunden Fetten sind. Diese Nährstoffe sind bekannt dafür, entzündungshemmende Eigenschaften zu haben und den Körper vor oxidativem Stress zu schützen, welcher eine Rolle bei der Entwicklung chronischer Krankheiten spielt.

Präventive Wirkungen gegen spezifische Krankheiten

1. **Herzkrankheiten**: Eine basische Diät kann das Risiko von Herzkrankheiten reduzieren, indem sie die Aufnahme von gesättigten Fetten und Cholesterin begrenzt, während gleichzeitig Lebensmittel gefördert werden, die reich an Herz-schützenden Antioxidantien und Phytochemikalien sind.

2. **Diabetes**: Die hohe Aufnahme von ballaststoffreichen Lebensmitteln kann helfen, den Blutzuckerspiegel zu stabilisieren und Insulinempfindlichkeit zu verbessern, was das Risiko für Typ-2-Diabetes senken kann.

3. **Krebserkrankungen**: Einige Studien deuten darauf hin, dass eine Ernährung, die reich an Obst und Gemüse ist, das Risiko für bestimmte Arten von Krebs reduzieren kann. Die Antioxidantien und anderen Phytonährstoffe in diesen Lebensmitteln können dazu beitragen, Krebszellenbildung und -wachstum zu hemmen.

4. **Chronische Entzündungskrankheiten**: Da Entzündungen oft eine Schlüsselrolle bei vielen chronischen Krankheiten spielen, kann eine entzündungshemmende Diät wie die basische Ernährung dazu beitragen, das Risiko von Krankheiten wie Arthritis und Asthma zu reduzieren.

Praktische Tipps zur Umsetzung

- **Vielfalt anstreben**: Integrieren Sie eine breite Palette von basischen Lebensmitteln in Ihre Ernährung, um von verschiedenen Nährstoffen und präventiven Eigenschaften zu profitieren.

- **Moderation bei säurebildenden Lebensmitteln**: Während nicht alle säurebildenden Lebensmittel schlecht sind (z. B. sind einige Milchprodukte und mageres Fleisch nährstoffreich), ist es wichtig, ihre Aufnahme zu moderieren.
- **Regelmäßige Überprüfungen**: Gesundheitsüberprüfungen und Beratungen mit Ernährungsspezialisten können helfen, die Ernährungsgewohnheiten anzupassen und sicherzustellen, dass die Ernährung ausgewogen bleibt und den persönlichen Gesundheitsbedürfnissen entspricht.

Bewertung Ihrer aktuellen Ernährung

Die Einschätzung Ihrer aktuellen Ernährungsgewohnheiten ist ein entscheidender erster Schritt, um zu verstehen, wie gut Ihre Ernährung Ihren gesundheitlichen Zielen entspricht und welche Veränderungen erforderlich sind, um eine basische Ernährung zu erreichen. Dieses Kapitel führt Sie durch den Prozess der Bewertung Ihrer Ernährung und hilft Ihnen, Bereiche zu identifizieren, die verbessert werden könnten. Hier sind die wesentlichen Schritte und Überlegungen:

Schritt 1: Ernährungstagebuch führen

Das Führen eines Ernährungstagebuchs ist ein wirkungsvolles Werkzeug, um ein klares Bild Ihrer aktuellen Ernährungsgewohnheiten zu erhalten. Es hilft Ihnen nicht nur zu erkennen, was Sie essen, sondern auch, wie Ihre Mahlzeiten Ihre Gesundheit und Ihr Wohlbefinden beeinflussen. Hier sind einige Tipps und Methoden, um ein effektives Ernährungstagebuch zu führen:

Anleitung zum Führen eines Ernährungstagebuchs

1. **Beginn und Dauer**: Starten Sie Ihr Ernährungstagebuch heute und führen Sie es mindestens eine Woche lang. Eine längere Aufzeichnung bietet einen besseren Überblick über Ihre Ernährungsgewohnheiten und deren Variationen im Laufe verschiedener Tage und Anlässe.
2. **Detailgenaue Aufzeichnungen**: Notieren Sie alles, was Sie über den Tag verteilt essen und trinken. Schreiben Sie auf, was und wie viel Sie essen – inklusive Snacks und Getränke. Vergessen Sie nicht, die Zubereitungsart (gekocht, roh, gebraten etc.) zu erwähnen.
3. **Zeit und Umstände der Mahlzeit**: Notieren Sie auch, wann Sie essen und in welchem Kontext. Essen Sie aus Hunger, Langeweile, Stress oder gesellschaftlichen Gründen? Dies kann Ihnen helfen, emotionales Essen zu identifizieren.

4. **Körperliche Reaktionen**: Vermerken Sie jegliche körperliche Reaktionen nach dem Essen, wie z.B. Energielevel, Verdauungsprobleme, Allergien oder Unverträglichkeiten, und auch Ihr allgemeines Wohlbefinden.

5. **Gefühle und Stimmungen**: Erfassen Sie Ihre Stimmung beim Essen. Fühlten Sie sich glücklich, gestresst oder vielleicht abgelenkt? Emotionen spielen eine große Rolle bei der Nahrungsaufnahme und können wichtige Einblicke in Ihre Essgewohnheiten geben.

Tools und Ressourcen

- **Papier-Tagebuch**: Ein einfaches Notizbuch kann ausreichen, um Ihre Mahlzeiten und Gefühle aufzuzeichnen.

- **Digitale Apps**: Nutzen Sie Ernährungs-Apps, die es Ihnen ermöglichen, Ihre Mahlzeiten einfach zu dokumentieren und oft zusätzliche Informationen wie Kalorienzählung und Nährstoffanalyse bieten.

- **Fotografische Aufzeichnung**: Ein Bild sagt mehr als tausend Worte. Das Fotografieren Ihrer Mahlzeiten kann eine schnelle und effektive Methode sein, um sich an das, was Sie gegessen haben, zu erinnern und die Portionsgrößen zu schätzen.

Nutzen des Ernährungstagebuchs

Das regelmäßige Führen eines Ernährungstagebuchs schärft Ihr Bewusstsein für Ihre Essgewohnheiten und hilft Ihnen, Muster zu erkennen, die möglicherweise nicht optimal für Ihre Gesundheit sind. Diese Selbstbeobachtung ist oft der erste Schritt zur Verbesserung Ihrer Ernährung und kann Sie motivieren, gesündere Entscheidungen zu treffen.

Schritt 2: Analyse der Nährstoffaufnahme

Analysieren Sie Ihr Ernährungstagebuch, um festzustellen, wie ausgewogen Ihre Ernährung ist. Achten Sie besonders auf:

- **Gemüse und Obst**: Sind sie ein Hauptbestandteil Ihrer Mahlzeiten?

- **Proteinquellen**: Konsumieren Sie eine Vielzahl von Proteinquellen, darunter pflanzliche Proteine?

- **Fette**: Nehmen Sie gesunde Fette aus Quellen wie Avocados, Nüssen und Olivenöl zu sich?

- **Verarbeitete Lebensmittel und Zucker**: Wie oft konsumieren Sie verarbeitete Snacks, Fast Food und süße Getränke?

Schritt 3: pH-Wert des Körpers verstehen

Obwohl es schwierig ist, den genauen pH-Wert des Körpers ohne medizinische Tests zu bestimmen, können Sie auf Symptome achten, die auf ein Ungleichgewicht hindeuten könnten, wie häufige Müdigkeit, Verdauungsprobleme oder Hautprobleme. Diese können manchmal auf eine zu säurehaltige Ernährung hinweisen.

Schritt 4: Vergleich mit basischen Ernährungsprinzipien

Vergleichen Sie Ihre typischen Ernährungsgewohnheiten mit den Prinzipien der basischen Ernährung:

- **Verhältnis von basischen zu säurebildenden Lebensmitteln**: Ideal ist ein höherer Anteil an basischen Lebensmitteln.
- **Vielfalt und Farbe auf dem Teller**: Eine vielfältige Ernährung ist oft eine nährstoffreiche Ernährung.
- **Wasser und Hydratation**: Trinken Sie genug Wasser? Dehydratation kann zu einer erhöhten Säurebildung beitragen.

Schritt 5: Festlegung von Zielen

Basierend auf Ihrer Analyse, setzen Sie realistische Ziele für schrittweise Veränderungen in Ihrer Ernährung. Diese könnten das Erhöhen des Anteils an Gemüse und Obst, das Reduzieren von verarbeiteten Lebensmitteln oder das Integrieren von mehr vollwertigen, pflanzlichen Lebensmitteln umfassen.

Kapitel 3: Umstellung auf eine basische Ernährung

Die Umstellung auf eine basische Ernährung kann eine lohnende Veränderung für Ihre Gesundheit darstellen. Dieses Kapitel bietet einen Schritt-für-Schritt-Leitfaden, praktische Tipps und hilfreiche Listen, um den Übergang so einfach und effektiv wie möglich zu gestalten.

Schritt-für-Schritt-Anleitung für Anfänger

Die Umstellung auf eine basische Ernährung kann den Beginn eines gesünderen Lebensstils markieren. Diese Anleitung führt Sie schrittweise durch den Prozess, um den Übergang so einfach und erfolgreich wie möglich zu gestalten.

Schritt 1: Grundlagen verstehen

Bevor Sie beginnen, ist es wichtig, sich über die Prinzipien und Vorteile einer basischen Ernährung zu informieren. Verstehen Sie, welche Lebensmittel als basisch gelten und warum, sowie die Auswirkungen eines übersäuerten Körpers auf Ihre Gesundheit.

Schritt 2: Ernährungstagebuch führen

Starten Sie mit einem Ernährungstagebuch, um Ihre aktuellen Essgewohnheiten zu dokumentieren. Notieren Sie für mindestens eine Woche, was und wann Sie essen. Dies hilft Ihnen, Muster zu erkennen und zu verstehen, welche säurebildenden Lebensmittel Sie möglicherweise reduzieren müssen.

Schritt 3: Säurebildende Lebensmittel reduzieren

Identifizieren Sie Lebensmittel in Ihrer Ernährung, die stark säurebildend sind, wie Fleisch, Milchprodukte und verarbeitete Kohlenhydrate. Beginnen Sie schrittweise, diese durch alkalische Alternativen zu ersetzen. Zum Beispiel könnten Sie anfangen, statt Rindfleisch mehr Linsen und Bohnen zu essen.

Schritt 4: Alkalische Lebensmittel integrieren

Erhöhen Sie den Anteil alkalischer Lebensmittel in Ihrer Ernährung. Fügen Sie mehr frisches Gemüse, Obst und Vollkörner hinzu. Ziel ist es, dass diese gesünderen Optionen nach und nach die säurebildenden Lebensmittel ersetzen.

Schritt 5: Wasserhaushalt optimieren

Achten Sie darauf, täglich ausreichend Wasser zu trinken. Wasser unterstützt den Körper dabei, Säuren auszuscheiden und den pH-Wert zu regulieren. Erwägen Sie, Ihr Wasser mit einer Scheibe Zitrone zu alkalieren, um zusätzliche Vorteile zu erzielen.

Schritt 6: Koch- und Essgewohnheiten anpassen

Kochen Sie mehr Mahlzeiten zu Hause, um vollständige Kontrolle über die Inhaltsstoffe zu haben. Verwenden Sie gesunde Fette wie Olivenöl und verzichten Sie auf das Braten bei hohen Temperaturen, um die Bildung von säurebildenden Verbindungen zu vermeiden.

Schritt 7: Mahlzeiten planen

Planen Sie Ihre Mahlzeiten im Voraus, um sicherzustellen, dass Sie eine ausgewogene Aufnahme von basischen Lebensmitteln haben. Dies hilft auch, spontane Entscheidungen zu vermeiden, die oft zu weniger gesunden, säurebildenden Optionen führen.

Schritt 8: Überprüfen und anpassen

Bewerten Sie regelmäßig Ihre Fortschritte und passen Sie Ihre Ernährung nach Bedarf an. Es kann hilfreich sein, gelegentlich Ihren pH-Wert zu testen, um konkrete Rückmeldungen zu den Auswirkungen Ihrer Ernährungsumstellung zu erhalten.

Schritt 9: Langfristige Gewohnheiten entwickeln

Die Umstellung auf eine basische Ernährung ist ein fortlaufender Prozess. Versuchen Sie, die Veränderungen schrittweise zu festigen, um langfristige und nachhaltige Gewohnheiten zu entwickeln.

Diese Anleitung bietet Ihnen eine strukturierte Methode, um Ihre Ernährung erfolgreich auf eine basische umzustellen, und unterstützt Sie dabei, Ihr Wohlbefinden und Ihre Gesundheit zu verbessern.

Wie man schrittweise basische Lebensmittel in die Ernährung integriert

Die Integration von basischen Lebensmitteln in die tägliche Ernährung ist ein wichtiger Schritt zur Förderung eines ausgewogenen pH-Werts im Körper. Hier sind praktische Schritte, wie Sie schrittweise mehr basische Lebensmittel in Ihre Ernährung einbauen können:

Schritt 1: Beginnen Sie mit dem Frühstück

Machen Sie das Frühstück zu Ihrer ersten Gelegenheit, basische Lebensmittel zu integrieren. Beginnen Sie den Tag mit einem Smoothie aus Spinat, Gurke, grünem Apfel und einer kleinen Banane. Dies gibt Ihnen einen nährstoffreichen Start und führt bereits früh am Tag basische Lebensmittel ein.

Schritt 2: Ändern Sie Ihre Snacks

Ersetzen Sie typische säurebildende Snacks wie Chips oder Kekse durch alkalische Alternativen wie rohes Gemüse mit Hummus, eine Handvoll Mandeln oder frisches Obst. Diese kleinen Änderungen können im Laufe des Tages einen großen Unterschied machen.

Schritt 3: Modifizieren Sie Ihre Mittagsmahlzeiten

Führen Sie zu Ihrem Mittagessen einen großen Salat ein, der verschiedene Blattgemüse, geschnittene Karotten, Gurken, einige Kirschtomaten und Avocado enthält. Dressen Sie den Salat mit einem einfachen Dressing aus Olivenöl und Zitronensaft für zusätzliche Alkalität.

Schritt 4: Achten Sie auf die Zubereitung Ihrer Gerichte

Vermeiden Sie es, Lebensmittel bei hohen Temperaturen zu braten oder zu grillen, da dies den Säuregehalt erhöhen kann. Wählen Sie stattdessen sanftere Garmethoden wie Dämpfen, Kochen oder langsames Backen bei niedrigen Temperaturen.

Schritt 5: Abendessen mit hohem basischen Anteil

Gestalten Sie Ihr Abendessen reich an basischen Zutaten. Eine einfache Option ist eine Quinoa-Bowl mit einer Mischung aus gebratenem Gemüse (wie Brokkoli, Zucchini und Paprika) und einem Topping aus frischen Kräutern und gerösteten Samen.

Schritt 6: Hydratation nicht vergessen

Wasser ist entscheidend für die Aufrechterhaltung des pH-Gleichgewichts. Trinken Sie den ganzen Tag über viel Wasser, und versuchen Sie, Ihr Wasser mit Zitronen- oder Limettensaft zu alkalieren, was zusätzlich hilft, den Körper zu alkalisieren.

Schritt 7: Überprüfen und anpassen

Beobachten Sie, wie Ihr Körper auf die Änderungen reagiert. Einige Menschen bemerken Verbesserungen wie mehr Energie oder ein besseres Verdauungssystem. Passen Sie Ihre Diät basierend auf Ihren Beobachtungen und Gefühlen an.

Schritt 8: Regelmäßige Reevaluation

Machen Sie es sich zur Gewohnheit, Ihre Ernährung regelmäßig zu überprüfen und bei Bedarf anzupassen. Dies ist wichtig, um sicherzustellen, dass Sie eine breite Palette von Nährstoffen erhalten und Ihr Körper optimal unterstützt wird.

Durch die schrittweise Einführung basischer Lebensmittel in Ihre Ernährung können Sie langfristig nicht nur Ihren pH-Wert ausgleichen, sondern auch Ihr allgemeines Wohlbefinden verbessern.

Wesentliche basische Lebensmittel

Um eine ausgewogene basische Ernährung zu unterstützen, ist es wichtig, Lebensmittel zu wählen, die den Säure-Basen-Haushalt des Körpers positiv beeinflussen. Hier sind einige wesentliche basische Lebensmittel, die Sie in Ihre tägliche Ernährung integrieren sollten:

Gemüse

Gemüse stellt den Kern einer jeden basischen Diät dar. Besonders alkalisch sind:

- **Spinat und anderes Blattgrün**: Diese sind nicht nur basisch, sondern auch reich an Vitaminen und Mineralstoffen.
- **Karotten**: Bieten Beta-Carotin und andere wichtige Nährstoffe.
- **Gurken**: Hochwasserhaltig, helfen sie bei der Hydratation und sind sehr basisch.
- **Brokkoli**: Reich an Vitaminen und hilft, den Körper zu alkalisieren.
- **Sellerie**: Ebenfalls sehr wasserreich und hilft bei der Alkalisierung des Körpers.
- **Paprika**: Verfügbar in verschiedenen Farben, reich an Vitamin C und basisch.

Obst

Obwohl einige Früchte leicht sauer schmecken können, haben sie eine basische Wirkung auf den Körper:

- **Bananen**: Sind reich an Kalium und helfen bei der Regulierung des Herzrhythmus sowie bei der Alkalisierung des Blutes.

- **Avocados**: Eine hervorragende Quelle für gesunde Fette und helfen, den Körper zu alkalisieren.
- **Zitrusfrüchte**: Orangen, Zitronen und Limetten sind trotz ihrer Säure nach der Verdauung stark basisch.
- **Melonen**: Wasserreich und sehr basisch, ideal zur Hydratation und Förderung der Alkalisierung.

Nüsse und Samen

- **Mandeln**: Sind besonders alkalisch und bieten eine gute Quelle für gesunde Fette, Eiweiß und Vitamin E.
- **Chiasamen**: Reich an Omega-3-Fettsäuren und Ballaststoffen, die zur Alkalisierung beitragen.
- **Kürbiskerne**: Eine gute Quelle für Zink und andere Mineralien, unterstützen die Alkalisierung.

Getreide

Wählen Sie Vollkorngetreide, die eine basische Wirkung haben:

- **Quinoa**: Glutenfrei und eine hervorragende pflanzliche Proteinquelle.
- **Buchweizen**: Nicht wirklich ein Getreide, sondern ein Samenkorn, das reich an Vitaminen und Mineralstoffen ist und basisch wirkt.
- **Amaranth**: Ähnlich wie Quinoa, reich an Proteinen und Mineralstoffen, unterstützt die Alkalisierung.

Getränke

- **Kräutertees**: Insbesondere solche mit Ingwer, Pfefferminze oder Kamille.
- **Zitronenwasser**: Das Trinken von Wasser mit frisch gepresstem Zitronensaft kann helfen, den pH-Wert zu regulieren.

Die regelmäßige Aufnahme dieser basischen Lebensmittel kann dazu beitragen, den Säure-Basen-Haushalt des Körpers auszugleichen und das allgemeine Wohlbefinden zu verbessern. Es ist immer eine gute Idee, eine vielfältige und ausgewogene Ernährung anzustreben, um sicherzustellen, dass Sie alle notwendigen Nährstoffe erhalten.

Detaillierte Liste von basischen Lebensmitteln

Detaillierte Liste von basischen Lebensmitteln

Hier ist eine umfassende Liste von Lebensmitteln, die als basisch gelten und die Sie in eine ausgewogene alkalische Diät integrieren können. Diese Lebensmittel helfen, den pH-Wert Ihres Körpers zu regulieren und bieten eine Vielzahl von gesundheitlichen Vorteilen.

Gemüse

Die meisten Gemüsesorten sind basisch und sollten einen großen Teil Ihrer Ernährung ausmachen:

- **Spinat**
- **Grünkohl**
- **Brokkoli**
- **Fenchel**
- **Sellerie**
- **Gurken**
- **Zucchini**
- **Paprika**
- **Rote Beete**
- **Karotten**
- **Süßkartoffeln**
- **Kürbis**
- **Knoblauch**
- **Zwiebeln**
- **Erbsen**
- **Blumenkohl**

Obst

Während Obst generell als basisch gilt, sind einige Sorten besonders empfehlenswert:

- **Avocado**
- **Zitronen**
- **Limetten**
- **Grapefruit**
- **Melonen (Wassermelone, Honigmelone, Cantaloupe)**
- **Bananen**
- **Birnen**
- **Äpfel**
- **Beeren (Erdbeeren, Himbeeren, Blaubeeren, Brombeeren)**
- **Kirschen**

- **Trauben**
- **Kiwi**
- **Ananas**
- **Mango**
- **Papaya**

Proteine

Wählen Sie pflanzliche Proteine und einige ausgewählte tierische Produkte:

- **Tofu**
- **Tempeh**
- **Nüsse (insbesondere Mandeln)**
- **Samen (Chiasamen, Flachsamen, Kürbiskerne)**
- **Weiße Bohnen**
- **Kichererbsen**
- **Linsen**

Getreide

Einige Getreidearten können basisch sein, besonders wenn sie vollständig unverarbeitet sind:

- **Buchweizen**
- **Quinoa**
- **Amaranth**
- **Hirse**

Fette

Gesunde Fette sind auch wichtig für eine ausgewogene Ernährung:

- **Olivenöl**
- **Kokosnussöl**
- **Avocadoöl**

Getränke

- **Alkalisches Wasser**
- **Kräutertees**
- **Frisch gepresste Gemüsesäfte**
- **Kokoswasser**

Kräuter und Gewürze

Kräuter und Gewürze sind nicht nur großartig, um Geschmack zu Ihren Gerichten zu bringen, sondern viele sind auch basisch:

- **Petersilie**
- **Basilikum**
- **Koriander**
- **Ingwer**
- **Kurkuma**

Diese detaillierte Liste von basischen Lebensmitteln kann Ihnen dabei helfen, Ihre Ernährung zu planen und sicherzustellen, dass Sie eine Vielfalt an nährstoffreichen, basischen Lebensmitteln konsumieren, um Ihren Körper zu unterstützen und Ihr Wohlbefinden zu fördern.

Tipps für den Einkauf und die Lagerung von basischen Lebensmitteln

Das Einkaufen und die korrekte Lagerung von basischen Lebensmitteln sind entscheidend für eine gesunde Ernährung und können Ihnen helfen, das Beste aus Ihren Nahrungsmitteln herauszuholen. Hier einige praktische Tipps, die Ihnen dabei helfen, basische Lebensmittel richtig zu kaufen und zu lagern:

Einkaufstipps

1. **Frische und Qualität priorisieren**: Kaufen Sie frisches Gemüse und Obst, wenn es in der Saison ist. Diese sind nicht nur nährstoffreicher, sondern auch günstiger.
2. **Bio wählen**: Wenn möglich, wählen Sie Bio-Produkte, um die Aufnahme von Pestiziden und anderen Chemikalien zu minimieren, die den Säuregehalt im Körper erhöhen können.
3. **Lokale Märkte nutzen**: Lokale Bauernmärkte sind oft eine gute Quelle für frische und saisonale Produkte. Zudem unterstützen Sie lokale Bauern.
4. **Verarbeitete Lebensmittel minimieren**: Vermeiden Sie verarbeitete und verpackte Lebensmittel. Diese enthalten oft Konservierungsstoffe, künstliche Zusätze und Zucker, die säurebildend wirken können.
5. **Auf Vorrat kaufen**: Bei haltbaren Lebensmitteln wie Nüssen, Samen und Getreiden kann es sinnvoll sein, diese in größeren Mengen zu kaufen. Achten Sie jedoch darauf, dass Sie die Lagerbedingungen beachten.

Lagerungstipps

1. **Gemüse richtig lagern**: Die meisten Gemüsesorten sollten im Gemüsefach des Kühlschranks aufbewahrt werden. Einige, wie Tomaten oder Zucchini, können auch bei Zimmertemperatur gelagert werden, bis sie vollreif sind.

2. **Obst getrennt lagern**: Viele Obstsorten geben Ethylengas ab, das die Reifung anderer Produkte beschleunigen kann. Lagern Sie ethylenproduzierendes Obst getrennt von empfindlichen Gemüsen und anderen Früchten.

3. **Nüsse und Samen kühl und trocken aufbewahren**: Lagern Sie Nüsse und Samen in einem luftdichten Behälter im Kühlschrank oder Gefrierschrank, um ihre Haltbarkeit zu verlängern und zu verhindern, dass sie ranzig werden.

4. **Getreide und Hülsenfrüchte trocken lagern**: Bewahren Sie diese in luftdichten Behältern an einem kühlen, trockenen Ort auf, um Feuchtigkeit und Schädlinge fernzuhalten.

5. **Kräuter frisch halten**: Frische Kräuter können in einem Glas Wasser im Kühlschrank aufbewahrt oder gewaschen, gehackt und in Eiswürfelformen mit etwas Wasser oder Olivenöl eingefroren werden.

6. **Überprüfung der Lagerbedingungen**: Überprüfen Sie regelmäßig die Lagerbedingungen Ihrer Lebensmittel und passen Sie sie bei Bedarf an, um eine optimale Frische und Nährstoffqualität zu gewährleisten.

Durch die Beachtung dieser Einkaufs- und Lagerungstipps können Sie sicherstellen, dass Ihre basischen Lebensmittel ihre nährstoffreichen Vorteile behalten und Sie Ihre alkalische Diät effektiv unterstützen.

Zutatensubstitutionen und Einkaufstipps

Eine erfolgreiche Umstellung auf eine basische Ernährung kann oft davon abhängen, wie gut Sie traditionelle, säurebildende Zutaten durch gesündere, alkalische Alternativen ersetzen können. Hier sind einige hilfreiche Tipps für Substitutionen und Einkaufsgewohnheiten, die diesen Übergang erleichtern.

Zutatensubstitutionen

1. **Getreide und Mehl**:
   - **Statt Weizenmehl**: Nutzen Sie Kokosmehl, Mandelmehl oder Buchweizenmehl. Diese Mehlsorten sind glutenfrei und haben einen niedrigeren Säuregehalt.
   - **Statt weißem Reis**: Wählen Sie Quinoa, Amaranth oder Wildreis. Diese bieten mehr Nährstoffe und sind basischer.

2. **Milchprodukte**:
   - **Statt Kuhmilch**: Verwenden Sie Mandelmilch, Kokosmilch oder Hafermilch. Diese pflanzlichen Milchalternativen sind nicht nur laktosefrei, sondern auch basisch.

- **Statt Butter**: Probieren Sie Kokosöl oder Avocadoöl für das Kochen und Backen.

3. **Süßstoffe:**
   - **Statt raffiniertem Zucker**: Verwenden Sie Kokoszucker, Agavensirup oder reine Ahornsirup. Diese sind natürlichere und weniger säurebildende Süßungsmittel.

4. **Proteine:**
   - **Statt rotem Fleisch**: Integrieren Sie mehr pflanzliche Proteine wie Linsen, Bohnen und Tofu in Ihre Ernährung. Diese sind basisch und reich an Nährstoffen.

5. **Salz:**
   - **Statt herkömmlichem Tafelsalz**: Verwenden Sie Himalayasalz oder Meersalz. Diese enthalten mehr Mineralien und sind weniger verarbeitet.

Einkaufstipps

1. **Informieren Sie sich**: Lernen Sie, Lebensmitteletiketten zu lesen und verstehen, um Zutaten zu identifizieren, die vermieden werden sollten, wie künstliche Zusätze und hohe Mengen an verarbeiteten Zuckern.

2. **Planen Sie im Voraus**: Erstellen Sie eine Einkaufsliste basierend auf Ihrem Wochenmenü. Dies hilft Ihnen, zielgerichtet zu kaufen und vermeidet spontane Käufe von ungesunden Lebensmitteln.

3. **Kaufen Sie frisch und bio**: Wo immer möglich, kaufen Sie frische und biologische Produkte, um die Aufnahme von Pestiziden und Chemikalien zu minimieren.

4. **Saisonale Produkte kaufen**: Saisonales Gemüse und Obst sind nicht nur frischer und günstiger, sondern oft auch nährstoffreicher.

5. **Entdecken Sie lokale Märkte**: Oft finden Sie auf Bauernmärkten frischere und weniger verarbeitete Lebensmittel als in Supermärkten.

6. **Diversifizieren Sie Ihre Proteinquellen**: Erkunden Sie verschiedene pflanzliche Proteine, die nicht nur gesund, sondern auch umweltfreundlicher sind als tierische Proteine.

Einkaufslisten-Vorlagen für den einfachen Bezug

Um den Übergang zu einer basischen Ernährung zu erleichtern und sicherzustellen, dass Sie alle notwendigen Lebensmittel zur Hand haben, ist es hilfreich, spezifische Einkaufslisten zu erstellen. Hier sind einige Vorlagen für verschiedene Kategorien von basischen Lebensmitteln, die Ihnen beim Einkaufen helfen können.

Basis-Einkaufsliste für eine basische Ernährung

Gemüse:

- Spinat
- Grünkohl
- Brokkoli
- Fenchel
- Gurken
- Süßkartoffeln
- Karotten
- Rote Beete

Obst:

- Avocados
- Zitronen
- Limetten
- Wassermelone
- Äpfel
- Birnen
- Beeren (Erdbeeren, Blaubeeren, Himbeeren)

Proteine:

- Tofu
- Tempeh
- Linsen
- Kichererbsen
- Weiße Bohnen
- Mandeln (oder andere Nüsse wie Walnüsse und Cashews)

Getreide:

- Quinoa
- Amaranth
- Buchweizen
- Hirse

Fette:

- Olivenöl
- Kokosnussöl
- Avocadoöl

Getränke:

- Kräutertees (Kamille, Minze, Ingwer)
- Kokoswasser

Kräuter und Gewürze:

- Petersilie
- Basilikum
- Koriander
- Ingwer
- Kurkuma

Einkaufsliste für Snacks

Snacks:

- Rohes Gemüse (Karottensticks, Gurkenscheiben, Paprikastreifen)
- Frisches Obst (Äpfel, Bananen, Beeren)
- Nüsse und Samen (Mandeln, Kürbiskerne, Sonnenblumenkerne)
- Hummus oder Guacamole

Einkaufsliste für schnelle basische Mahlzeiten

Schnelle Mahlzeiten:

- Vorgekochte Quinoa oder andere Vollkorngetreide
- Vorgeschnittenes Gemüse (für schnelle Stir-Frys oder Dampfgaren)
- Vorgekochte Hülsenfrüchte (Tetra Pak oder Dosen ohne zusätzliche Salze oder Konservierungsstoffe)
- Tofu oder Tempeh
- Gefrorene Beeren für Smoothies

Mit diesen Einkaufslisten-Vorlagen können Sie sicherstellen, dass Ihr Kühlschrank und Ihre Speisekammer immer gut bestückt sind mit Lebensmitteln, die Ihre basische Ernährung unterstützen. Planen Sie Ihre Einkäufe im Voraus, um sicherzustellen, dass Sie für jede Mahlzeit der Woche die notwendigen Zutaten zur Hand haben, und minimieren Sie so die Versuchung, zu weniger gesunden, säurebildenden Lebensmitteln zu greifen.

Frühstücksrezepte

1. Grüner Power-Smoothie mit Spinat und Avocado

Zubereitungszeit: 10 Min. | Kochzeit: 0 Min. | Portionen: 2

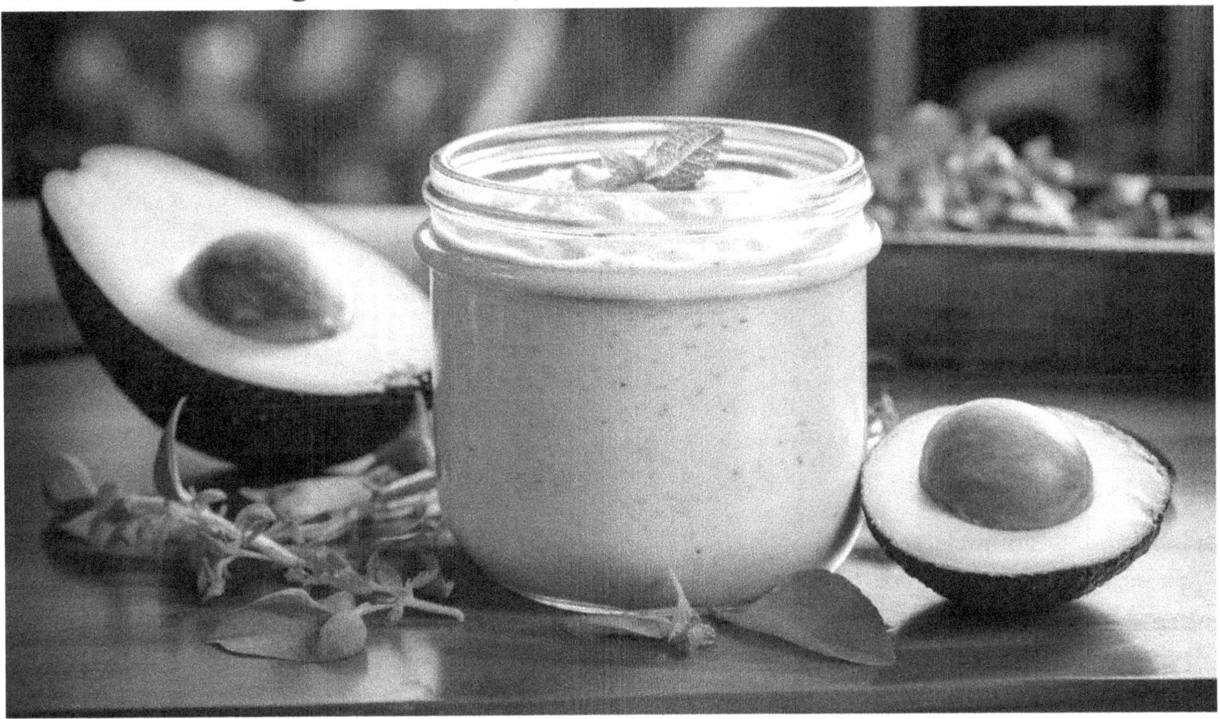

Zutaten:

- 1 Handvoll Spinat
- 1 reife Avocado, entkernt und geschält
- 1 Banane
- 1/2 Tasse ungesüßte Mandelmilch
- 1 Teelöffel Chiasamen
- Eiswürfel nach Bedarf

Zubereitung:

1. Alle Zutaten in einen leistungsstarken Mixer geben.
2. Auf höchster Stufe glatt pürieren.
3. Sofort servieren.

Nährwertangaben (pro Portion): Kalorien: ca. 250 kcal | Protein: 4 g | Kohlenhydrate: 30 g | Fett: 15 g | Ballaststoffe: 7 g | Zucker: 12 g

2. Quinoa-Frühstücksschale mit Beeren und Mandeln

Zubereitungszeit: 10 Min. | Kochzeit: 15 Min. | Portionen: 2

Zutaten:

- 1 Tasse Quinoa, gespült
- 2 Tassen Wasser
- 1/2 Tasse frische Beeren (Blaubeeren, Erdbeeren)
- 1/4 Tasse gehackte Mandeln

- 1/4 Tasse Honig oder Ahornsirup
- Zimt nach Geschmack

Zubereitung:

1. Quinoa und Wasser in einem Topf zum Kochen bringen, Hitze reduzieren und 15 Minuten köcheln lassen, bis das Wasser absorbiert ist.
2. Quinoa in Schalen geben, mit Beeren und Mandeln garnieren.
3. Mit Honig oder Ahornsirup süßen und mit einer Prise Zimt bestreuen.

Nährwertangaben (pro Portion): Kalorien: ca. 400 kcal | Protein: 8 g | Kohlenhydrate: 70 g | Fett: 10 g | Ballaststoffe: 7 g | Zucker: 20 g

3. Buchweizen-Pancakes mit Ahornsirup und frischen Früchten

Zubereitungszeit: 15 Min. | Kochzeit: 10 Min. | Portionen: 4

Zutaten:

- 1 Tasse Buchweizenmehl
- 1 Teelöffel Backpulver
- 1/4 Teelöffel Salz
- 1 Ei, geschlagen
- 1 Tasse Mandelmilch
- 2 Esslöffel geschmolzenes Kokosöl
- Frische Früchte nach Wahl
- Ahornsirup

Zubereitung:

1. Buchweizenmehl, Backpulver und Salz in einer Schüssel mischen.
2. In einer anderen Schüssel das Ei, die Mandelmilch und das Kokosöl verquirlen.
3. Die nassen Zutaten zu den trockenen geben und verrühren, bis ein glatter Teig entsteht.
4. Eine Pfanne erhitzen und etwas Kokosöl darin schmelzen.
5. Teig portionieren und Pancakes von beiden Seiten goldbraun braten.
6. Mit frischen Früchten und Ahornsirup servieren.

Nährwertangaben (pro Portion): Kalorien: ca. 280 kcal | Protein: 6 g | Kohlenhydrate: 45 g | Fett: 10 g | Ballaststoffe: 5 g | Zucker: 12 g

4. Overnight Oats mit Chia-Samen und Kokosmilch

Zubereitungszeit: 5 Min. | Einweichzeit: 8 Std. | Portionen: 2

Zutaten:

- 1 Tasse Haferflocken
- 1 Tasse Kokosmilch
- 1 Esslöffel Chia-Samen
- 1/2 Teelöffel Vanilleextrakt
- 2 Esslöffel Ahornsirup
- Frisches Obst nach Wahl zum Belegen

Zubereitung:

1. Haferflocken, Kokosmilch, Chia-Samen, Vanilleextrakt und Ahornsirup in einem Einmachglas oder einer Schüssel vermischen.
2. Die Mischung abdecken und über Nacht im Kühlschrank quellen lassen.

3. Am nächsten Morgen mit frischem Obst belegen und genießen.

Nährwertangaben (pro Portion): Kalorien: ca. 350 kcal | Protein: 8 g | Kohlenhydrate: 50 g | Fett: 14 g | Ballaststoffe: 9 g | Zucker: 15 g

5. Zitrusfrucht-Parfait mit Mandeljoghurt

Zubereitungszeit: 10 Min. | Kochzeit: 0 Min. | Portionen: 2

Zutaten:

- 1 Tasse Mandeljoghurt
- 1/2 Tasse in Scheiben geschnittene Orangen
- 1/2 Tasse in Scheiben geschnittene Grapefruits
- 2 Esslöffel gehackte Mandeln
- 1 Teelöffel Honig oder Ahornsirup

Zubereitung:

1. Eine Schicht Mandeljoghurt in zwei Gläser geben.
2. Eine Schicht Orangen- und Grapefruitscheiben darauflegen.
3. Weitere Schichten Joghurt und Zitrusfrüchte hinzufügen, bis die Gläser voll sind.
4. Mit gehackten Mandeln bestreuen und mit einem Teelöffel Honig oder Ahornsirup beträufeln.

Nährwertangaben (pro Portion): Kalorien: ca. 200 kcal | Protein: 5 g | Kohlenhydrate: 30 g | Fett: 7 g | Ballaststoffe: 4 g | Zucker: 25 g

6. Veganer Hirsebrei mit Zimt und Äpfeln

Zubereitungszeit: 5 Min. | Kochzeit: 15 Min. | Portionen: 2

Zutaten:

- 1 Tasse Hirse
- 2 Tassen Wasser
- 1 Apfel, gewürfelt
- 1/2 Teelöffel gemahlener Zimt
- 2 Esslöffel Rosinen
- 1 Esslöffel Ahornsirup

Zubereitung:

1. Hirse in einem Sieb unter fließendem Wasser abspülen und mit Wasser in einen Topf geben.
2. Zum Kochen bringen, dann Hitze reduzieren und 15 Minuten köcheln lassen, bis die Hirse weich ist.
3. In den letzten 5 Minuten der Kochzeit die gewürfelten Äpfel, Zimt und Rosinen hinzufügen.
4. Mit Ahornsirup süßen und warm servieren.

Nährwertangaben (pro Portion): Kalorien: ca. 320 kcal | Protein: 6 g | Kohlenhydrate: 68 g | Fett: 3 g | Ballaststoffe: 8 g | Zucker: 20 g

7. Rohkost-Müsli mit Nüssen und Trockenfrüchten

Zubereitungszeit: 5 Min. | Kochzeit: 0 Min. | Portionen: 2

Zutaten:

- 1 Tasse rohe Haferflocken
- 1/4 Tasse rohe Mandeln, grob gehackt
- 1/4 Tasse rohe Walnüsse, grob gehackt

- 2 Esslöffel Sonnenblumenkerne
- 1/4 Tasse Trockenfrüchte (Rosinen, Aprikosen, Datteln), gehackt
- 1/2 Teelöffel Zimt
- 1 Tasse Mandelmilch oder eine andere pflanzliche Milch

Zubereitung:

1. In einer Schüssel Haferflocken, Mandeln, Walnüsse, Sonnenblumenkerne, Trockenfrüchte und Zimt mischen.
2. Die Mischung in zwei Schalen verteilen und mit Mandelmilch übergießen.
3. Sofort servieren oder für eine weichere Konsistenz einige Minuten ziehen lassen.

Nährwertangaben (pro Portion): Kalorien: ca. 380 kcal | Protein: 10 g | Kohlenhydrate: 50 g | Fett: 18 g | Ballaststoffe: 7 g | Zucker: 20 g

8. Avocado-Toast auf Buchweizenbrot mit Tomatensalsa

Zubereitungszeit: 10 Min. | Kochzeit: 5 Min. | Portionen: 2

Zutaten:

- 2 Scheiben Buchweizenbrot
- 1 reife Avocado
- 1 kleine Tomate, gewürfelt
- 1/4 rote Zwiebel, fein gehackt
- 1 Esslöffel Koriander, gehackt
- Saft von 1/2 Limette
- Salz und Pfeffer nach Geschmack
- Chiliflocken nach Geschmack (optional)

Zubereitung:

1. Buchweizenbrot toasten.
2. Avocado halbieren, entkernen und das Fruchtfleisch in einer Schüssel mit einer Gabel zerdrücken.
3. Tomate, rote Zwiebel, Koriander, Limettensaft, Salz, Pfeffer und Chiliflocken hinzufügen und gut vermischen.
4. Die Avocado-Tomaten-Mischung gleichmäßig auf den getoasteten Brotscheiben verteilen.
5. Sofort servieren.

Nährwertangaben (pro Portion): Kalorien: ca. 270 kcal | Protein: 6 g | Kohlenhydrate: 30 g | Fett: 15 g | Ballaststoffe: 7 g | Zucker: 4 g

9. Smoothie Bowl mit Spirulina, Bananen und Nüssen

Zubereitungszeit: 10 Min. | Kochzeit: 0 Min. | Portionen: 2

Zutaten:

- 2 reife Bananen
- 1/2 Tasse gefrorene Beeren (Blaubeeren, Himbeeren)
- 1 Teelöffel Spirulina-Pulver
- 1 Tasse Kokosmilch
- 1 Esslöffel Chiasamen
- 1/4 Tasse gehackte Nüsse (Mandeln, Walnüsse)
- Einige Minzblätter zur Dekoration

Zubereitung:

1. Bananen, Beeren, Spirulina-Pulver und Kokosmilch in einen Mixer geben und glatt pürieren.
2. In Schüsseln füllen und mit Chiasamen, gehackten Nüssen und Minzblättern garnieren.
3. Sofort genießen.

Nährwertangaben (pro Portion): Kalorien: ca. 350 kcal | Protein: 6 g | Kohlenhydrate: 45 g | Fett: 18 g | Ballaststoffe: 9 g | Zucker: 20 g

10. Gedämpfte Süßkartoffel- und Spinatpfannkuchen

Zubereitungszeit: 15 Min. | Kochzeit: 10 Min. | Portionen: 2

Zutaten:

- 1 große Süßkartoffel, gekocht und püriert
- 1 Tasse frischer Spinat, fein gehackt
- 1/2 Tasse Buchweizenmehl
- 1 Teelöffel Backpulver
- 1/2 Teelöffel Salz
- 2 Eier, geschlagen
- 1/4 Tasse Mandelmilch
- 1 Esslöffel Olivenöl

Zubereitung:

1. In einer großen Schüssel die pürierte Süßkartoffel, gehackten Spinat, Buchweizenmehl, Backpulver und Salz vermischen.
2. Geschlagene Eier und Mandelmilch hinzufügen und alles zu einem glatten Teig verrühren.
3. Eine Pfanne bei mittlerer Hitze erhitzen und das Olivenöl hinzufügen.
4. Pro Pfannkuchen etwa 1/4 Tasse Teig in die Pfanne geben und von beiden Seiten goldbraun und durchgegart braten.
5. Warm servieren.

Nährwertangaben (pro Portion): Kalorien: ca. 280 kcal | Protein: 8 g | Kohlenhydrate: 45 g | Fett: 8 g | Ballaststoffe: 7 g | Zucker: 10 g

11. Kokosnuss-Joghurt mit Walnussgranola und Honigmelone

Zubereitungszeit: 10 Min. | Kochzeit: 0 Min. | Portionen: 2

Zutaten:

- 1 Tasse Kokosnuss-Joghurt
- 1/2 Tasse hausgemachtes Walnussgranola
- 1 Tasse Honigmelone, gewürfelt
- 1 Esslöffel Honig oder Ahornsirup

Zubereitung:

1. Kokosnuss-Joghurt gleichmäßig auf zwei Schüsseln verteilen.
2. Jede Portion mit einer Schicht Walnussgranola und gewürfelter Honigmelone toppen.
3. Mit einem Löffel Honig oder Ahornsirup beträufeln und sofort servieren.

Nährwertangaben (pro Portion): Kalorien: ca. 320 kcal | Protein: 6 g | Kohlenhydrate: 40 g | Fett: 16 g | Ballaststoffe: 3 g | Zucker: 30 g

12. Rührei aus Tofu mit Kurkuma und Pilzen

Zubereitungszeit: 5 Min. | Kochzeit: 10 Min. | Portionen: 2

Zutaten:

- 200 g fester Tofu, zerkrümelt
- 1/2 Teelöffel Kurkuma
- 1/2 Tasse Pilze, geschnitten
- 1/4 Tasse rote Zwiebel, gewürfelt
- 1 Knoblauchzehe, fein gehackt
- 2 Esslöffel Olivenöl
- Salz und Pfeffer nach Geschmack

Zubereitung:

1. Olivenöl in einer Pfanne erhitzen und Zwiebel sowie Knoblauch darin anbraten, bis sie weich sind.
2. Pilze hinzufügen und kochen, bis sie goldbraun sind.
3. Tofu und Kurkuma dazugeben, gründlich mischen und alles zusammen braten, bis der Tofu heiß ist.
4. Mit Salz und Pfeffer würzen und heiß servieren.

Nährwertangaben (pro Portion): Kalorien: ca. 250 kcal | Protein: 12 g | Kohlenhydrate: 10 g | Fett: 18 g | Ballaststoffe: 2 g | Zucker: 2 g

13. Geröstete Kürbis-Brot mit Avocado und Alfalfa-Sprossen

Zubereitungszeit: 15 Min. | Kochzeit: 30 Min. | Portionen: 4

Zutaten:

- 4 Scheiben Kürbisbrot (vollkorn oder glutenfrei)
- 2 reife Avocados
- 1 Tasse Alfalfa-Sprossen
- 2 Esslöffel Olivenöl
- Salz und Pfeffer nach Geschmack

Zubereitung:

1. Brot auf einem Backblech verteilen und mit etwas Olivenöl beträufeln.
2. Im vorgeheizten Ofen bei 180°C etwa 10 Minuten rösten, bis das Brot goldbraun ist.
3. Avocado halbieren, entkernen und das Fruchtfleisch in Scheiben schneiden.
4. Geröstete Brotstücke mit Avocadoscheiben belegen, mit Salz und Pfeffer würzen.
5. Mit Alfalfa-Sprossen garnieren und sofort servieren.

Nährwertangaben (pro Portion): Kalorien: ca. 320 kcal | Protein: 5 g | Kohlenhydrate: 35 g | Fett: 20 g | Ballaststoffe: 10 g | Zucker: 4 g

14. Mango-Limetten-Smoothie mit Minze

Zubereitungszeit: 5 Min. | Kochzeit: 0 Min. | Portionen: 2

Zutaten:

- 2 reife Mangos, geschält und gewürfelt
- Saft von 2 Limetten
- Einige Blätter frische Minze
- 1 Tasse Kokoswasser
- Eiswürfel

Zubereitung:

1. Mangos, Limettensaft, Minze, Kokoswasser und Eiswürfel in einen Mixer geben.
2. Alles auf höchster Stufe glatt mixen.
3. In Gläser füllen und mit Minzblättern garnieren.
4. Sofort genießen.

Nährwertangaben (pro Portion): Kalorien: ca. 180 kcal | Protein: 2 g | Kohlenhydrate: 45 g | Fett: 1 g | Ballaststoffe: 5 g | Zucker: 40 g

15. Süße Quinoa-Puffer mit Apfelmus

Zubereitungszeit: 10 Min. | Kochzeit: 20 Min. | Portionen: 4

Zutaten:

- 1 Tasse Quinoa, gekocht und abgekühlt
- 1/2 Tasse Apfelmus
- 1/4 Tasse Mandelmehl
- 1 Ei
- 1 Teelöffel Zimt
- 2 Esslöffel Kokosöl

Zubereitung:

1. In einer großen Schüssel Quinoa, Apfelmus, Mandelmehl, Ei und Zimt vermischen, bis alles gut verbunden ist.
2. Kokosöl in einer Pfanne erhitzen.
3. Löffelweise von der Quinoamischung in die Pfanne geben und flache Puffer formen.
4. Von beiden Seiten goldbraun braten.
5. Warm mit einem Klecks zusätzlichem Apfelmus servieren.

Nährwertangaben (pro Portion): Kalorien: ca. 250 kcal | Protein: 6 g | Kohlenhydrate: 30 g | Fett: 12 g | Ballaststoffe: 4 g | Zucker: 5 g

16. Buchweizen-Crêpes mit frischen Beeren und Kokoscreme

Zubereitungszeit: 10 Min. | Kochzeit: 15 Min. | Portionen: 4

Zutaten:

- 1 Tasse Buchweizenmehl
- 2 Eier
- 1 1/2 Tassen Mandelmilch
- 1 Prise Salz
- 1 Esslöffel Kokosöl (zum Braten)
- 1 Tasse gemischte frische Beeren (Erdbeeren, Blaubeeren, Himbeeren)
- 1/2 Tasse Kokoscreme

Zubereitung:

1. Buchweizenmehl, Eier, Mandelmilch und Salz in einer Schüssel zu einem glatten Teig verrühren.
2. Eine antihaftbeschichtete Pfanne bei mittlerer Hitze erwärmen und mit einem Tropfen Kokosöl bestreichen.
3. Etwa 1/4 Tasse Teig in die Pfanne geben und dünn verteilen, indem die Pfanne geschwenkt wird.
4. Die Crêpe von beiden Seiten goldbraun backen, dann auf einen Teller legen.
5. Die Crêpes mit frischen Beeren belegen und Kokoscreme darüber geben.

Nährwertangaben (pro Portion): Kalorien: ca. 280 kcal | Protein: 8 g | Kohlenhydrate: 35 g | Fett: 12 g | Ballaststoffe: 5 g | Zucker: 8 g

17. Himbeer-Acai-Bowl mit Kokosflocken

Zubereitungszeit: 10 Min. | Kochzeit: 0 Min. | Portionen: 2

Zutaten:

- 2 gefrorene Bananen
- 1 Tasse gefrorene Himbeeren
- 2 Esslöffel Acai-Pulver
- 1 Tasse Kokoswasser
- 1 Esslöffel Chiasamen
- 1/4 Tasse Kokosflocken

Zubereitung:

1. Bananen, Himbeeren, Acai-Pulver und Kokoswasser in einen Hochleistungsmixer geben.
2. Auf hoher Stufe zu einer gleichmäßigen, cremigen Masse verarbeiten.
3. Die Mischung in Schalen füllen und mit Chiasamen und Kokosflocken bestreuen.

Nährwertangaben (pro Portion): Kalorien: ca. 350 kcal | Protein: 4 g | Kohlenhydrate: 70 g | Fett: 8 g | Ballaststoffe: 10 g | Zucker: 40 g

18. Bananenbrot aus Mandelmehl mit Nusskruste

Zubereitungszeit: 10 Min. | Kochzeit: 45 Min. | Portionen: 8

Zutaten:

- 2 reife Bananen, zerdrückt
- 3 Tassen Mandelmehl
- 3 Eier
- 1/4 Tasse Kokosöl, geschmolzen
- 1/2 Tasse Honig
- 1 Teelöffel Backpulver
- 1/2 Tasse gehackte Nüsse (Walnüsse oder Pekannüsse)
- 1 Prise Salz

Zubereitung:

1. Ofen auf 175°C vorheizen und eine Brotform einfetten.
2. In einer großen Schüssel Bananen, Eier, Kokosöl und Honig verrühren.
3. Mandelmehl, Backpulver und Salz hinzufügen und gut mischen.
4. Die Masse in die vorbereitete Form geben und mit gehackten Nüssen bestreuen.
5. Im Ofen für etwa 45 Minuten backen oder bis ein Zahnstocher sauber herauskommt.
6. Vor dem Schneiden vollständig abkühlen lassen.

Nährwertangaben (pro Portion): Kalorien: ca. 330 kcal | Protein: 10 g | Kohlenhydrate: 35 g | Fett: 18 g | Ballaststoffe: 6 g | Zucker: 20 g

19. Papaya-Boot mit Limettenquark und Chiasamen

Zubereitungszeit: 10 Min. | Kochzeit: 0 Min. | Portionen: 2

Zutaten:

- 1 reife Papaya, halbiert und entkernt
- 1 Tasse Quark (oder veganer Joghurt)
- Saft von 1 Limette
- 1 Esslöffel Honig oder Ahornsirup
- 2 Esslöffel Chiasamen

Zubereitung:
1. Quark, Limettensaft und Honig in einer kleinen Schüssel gut verrühren.
2. Die Mischung gleichmäßig in die Papayahälften füllen.
3. Mit Chiasamen bestreuen und sofort servieren.

Nährwertangaben (pro Portion): Kalorien: ca. 250 kcal | Protein: 12 g | Kohlenhydrate: 30 g | Fett: 8 g | Ballaststoffe: 7 g | Zucker: 18 g

20. Zucchini-Nudeln mit Pesto und Kirschtomaten

Zubereitungszeit: 15 Min. | Kochzeit: 5 Min. | Portionen: 2

Zutaten:
- 2 große Zucchini, spiralisiert
- 1 Tasse Kirschtomaten, halbiert
- 1/2 Tasse hausgemachtes oder fertiges Pesto
- 1 Esslöffel Olivenöl
- Salz und Pfeffer nach Geschmack

Zubereitung:
1. Olivenöl in einer großen Pfanne erhitzen.
2. Zucchini-Nudeln hinzufügen und 2-3 Minuten sautieren, bis sie weich sind.
3. Pesto unterrühren und gut vermischen.
4. Kirschtomaten hinzufügen und alles zusammen erwärmen.
5. Mit Salz und Pfeffer abschmecken und servieren.

Nährwertangaben (pro Portion): Kalorien: ca. 270 kcal | Protein: 6 g | Kohlenhydrate: 18 g | Fett: 20 g | Ballaststoffe: 5 g | Zucker: 8 g

21. Kichererbsen-Omelette mit Frühlingszwiebeln und Paprika

Zubereitungszeit: 10 Min. | Kochzeit: 10 Min. | Portionen: 2

Zutaten:
- 1 Tasse Kichererbsenmehl
- 1 1/4 Tassen Wasser
- 1/2 Teelöffel Kurkuma
- 1/2 Teelöffel Paprikapulver
- Salz und Pfeffer nach Geschmack
- 1/4 Tasse Frühlingszwiebeln, gehackt
- 1/4 Tasse rote Paprika, gewürfelt
- 2 Esslöffel Olivenöl

Zubereitung:
1. Kichererbsenmehl, Wasser, Kurkuma, Paprikapulver, Salz und Pfeffer in einer Schüssel zu einem glatten Teig verrühren.
2. Olivenöl in einer Pfanne erhitzen.

3. Frühlingszwiebeln und Paprika hinzufügen und 2-3 Minuten anbraten.
4. Die Hälfte der Kichererbsenmischung über das Gemüse gießen und bei mittlerer Hitze kochen, bis die Unterseite fest ist, dann wenden und die andere Seite braten.
5. Wiederholen für das zweite Omelette.
6. Warm servieren.

Nährwertangaben (pro Portion): Kalorien: ca. 320 kcal | Protein: 12 g | Kohlenhydrate: 35 g | Fett: 16 g | Ballaststoffe: 8 g | Zucker: 5 g

22. Gurken-Radieschen-Smoothie mit frischem Dill

Zubereitungszeit: 5 Min. | Kochzeit: 0 Min. | Portionen: 2

Zutaten:
- 1 große Gurke, geschält und grob gehackt
- 1/2 Tasse Radieschen, halbiert
- 1/4 Tasse frischer Dill
- 1 Tasse Kokoswasser
- Saft von 1 Limette
- Eiswürfel nach Bedarf

Zubereitung:
1. Alle Zutaten in einen leistungsstarken Mixer geben.
2. Auf höchster Stufe glatt pürieren.
3. Sofort in Gläser füllen und servieren.

Nährwertangaben (pro Portion): Kalorien: ca. 60 kcal | Protein: 2 g | Kohlenhydrate: 14 g | Fett: 0 g | Ballaststoffe: 2 g | Zucker: 6 g

23. Melonen-Carpaccio mit Zitronen-Basilikum-Dressing

Zubereitungszeit: 10 Min. | Kochzeit: 0 Min. | Portionen: 4

Zutaten:
- 1/2 Honigmelone, in sehr dünne Scheiben geschnitten
- 1/4 Tasse frischer Basilikum, fein gehackt
- 2 Esslöffel Olivenöl
- Saft und Abrieb von 1 Zitrone
- Salz und Pfeffer nach Geschmack
- Einige Basilikumblätter zur Garnierung

Zubereitung:
1. Melonenscheiben auf einer Platte anrichten.
2. In einer kleinen Schüssel Olivenöl, Zitronensaft, Zitronenabrieb und gehackten Basilikum verrühren.
3. Das Dressing über die Melonenscheiben träufeln.
4. Mit Salz und Pfeffer würzen und mit Basilikumblättern garnieren.
5. Sofort servieren.

Nährwertangaben (pro Portion): Kalorien: ca. 70 kcal | Protein: 1 g | Kohlenhydrate: 8 g | Fett: 4 g | Ballaststoffe: 1 g | Zucker: 7 g

24. Süßer Linsensalat mit getrockneten Aprikosen und Mandeln

Zubereitungszeit: 10 Min. | Kochzeit: 20 Min. | Portionen: 4

Zutaten:

- 1 Tasse grüne oder braune Linsen
- 1/2 Tasse getrocknete Aprikosen, klein gewürfelt
- 1/4 Tasse gehackte Mandeln
- 1/4 Tasse frische Minze, gehackt
- 2 Esslöffel Olivenöl
- Saft von 1 Zitrone
- Salz und Pfeffer nach Geschmack

Zubereitung:

1. Linsen nach Packungsanweisung kochen, abgießen und abkühlen lassen.
2. In einer großen Schüssel die gekochten Linsen, Aprikosen, Mandeln und Minze mischen.
3. Olivenöl, Zitronensaft, Salz und Pfeffer hinzufügen und gut umrühren.
4. Mindestens 30 Minuten ziehen lassen, damit die Aromen sich entfalten können.
5. Kalt oder bei Raumtemperatur servieren.

Nährwertangaben (pro Portion): Kalorien: ca. 250 kcal | Protein: 10 g | Kohlenhydrate: 35 g | Fett: 8 g | Ballaststoffe: 10 g | Zucker: 12 g

25. Warmer Brokkolisalat mit Karotten und Sesamdressing

Zubereitungszeit: 10 Min. | Kochzeit: 10 Min. | Portionen: 4

Zutaten:

- 2 Tassen Brokkoli, in kleine Röschen geschnitten
- 1 Tasse Karotten, in dünne Scheiben geschnitten
- 1/4 Tasse rote Zwiebel, fein gewürfelt
- 2 Esslöffel Sesamöl
- 2 Esslöffel Sojasauce (oder Tamari für eine glutenfreie Option)
- 1 Esslöffel Sesamsamen
- 1 Teelöffel Honig oder Ahornsirup
- Saft von 1/2 Zitrone

Zubereitung:

1. Brokkoli und Karotten in einer Pfanne mit etwas Wasser dämpfen, bis sie gerade zart sind.
2. In einer großen Schüssel den gedämpften Brokkoli und Karotten mit der roten Zwiebel mischen.
3. Sesamöl, Sojasauce, Sesamsamen, Honig und Zitronensaft in einer kleinen Schüssel verrühren, um das Dressing herzustellen.
4. Das Dressing über den warmen Salat gießen und alles gut vermischen.
5. Sofort servieren.

Nährwertangaben (pro Portion): Kalorien: ca. 120 kcal | Protein: 3 g | Kohlenhydrate: 10 g | Fett: 8 g | Ballaststoffe: 3 g | Zucker: 5 g

26. Vegane Bananen-Walnuss-Pfannkuchen

Zubereitungszeit: 10 Min. | Kochzeit: 10 Min. | Portionen: 2

Zutaten:

- 1 reife Banane, zerdrückt
- 1 Tasse Hafermehl
- 1/2 Tasse Pflanzenmilch
- 1/4 Tasse Walnüsse, gehackt
- 1 Teelöffel Backpulver
- 1/2 Teelöffel Zimt
- Kokosöl zum Braten

Zubereitung:

1. In einer Schüssel die zerdrückte Banane mit Hafermehl, Pflanzenmilch, Backpulver und Zimt zu einem glatten Teig verrühren.
2. Walnüsse unterheben.
3. Etwas Kokosöl in einer Pfanne erhitzen und kleine Mengen des Teigs für die Pfannkuchen hineingeben.
4. Von beiden Seiten goldbraun braten.
5. Warm servieren, gerne mit Ahornsirup oder frischem Obst.

Nährwertangaben (pro Portion): Kalorien: ca. 280 kcal | Protein: 6 g | Kohlenhydrate: 40 g | Fett: 12 g | Ballaststoffe: 5 g | Zucker: 10 g

27. Fruchtiger Kokosmilchreis mit Mango und Zimt

Zubereitungszeit: 5 Min. | Kochzeit: 20 Min. | Portionen: 2

Zutaten:

- 1 Tasse Jasminreis
- 1 Tasse Kokosmilch
- 1 Tasse Wasser
- 1 reife Mango, gewürfelt
- 1/2 Teelöffel Zimt
- 1 Esslöffel Kokosraspeln

Zubereitung:

1. Reis, Kokosmilch und Wasser in einem Topf zum Kochen bringen.
2. Hitze reduzieren und 15-20 Minuten köcheln lassen, bis der Reis weich und die Flüssigkeit absorbiert ist.
3. Mango und Zimt unter den gekochten Reis mischen.
4. Mit Kokosraspeln bestreuen und warm servieren.

Nährwertangaben (pro Portion): Kalorien: ca. 350 kcal | Protein: 5 g | Kohlenhydrate: 55 g | Fett: 12 g | Ballaststoffe: 3 g | Zucker: 20 g

28. Avocado-Kiwi-Smoothie mit Spinat

Zubereitungszeit: 5 Min. | Kochzeit: 0 Min. | Portionen: 2

Zutaten:

- 1 reife Avocado, halbiert und entkernt
- 2 reife Kiwis, geschält
- 1 Tasse frischer Spinat
- 1 Tasse Kokoswasser
- Eiswürfel nach Bedarf

Zubereitung:

1. Avocado, Kiwis, Spinat und Kokoswasser in einen leistungsstarken Mixer geben.
2. Alles zusammen mit einigen Eiswürfeln glatt pürieren.
3. Sofort in Gläser füllen und servieren.

Nährwertangaben (pro Portion): Kalorien: ca. 240 kcal | Protein: 3 g | Kohlenhydrate: 30 g | Fett: 15 g | Ballaststoffe: 7 g | Zucker: 13 g

29. Rote Bete Carpaccio mit Orangenvinaigrette und Pinienkernen

Zubereitungszeit: 15 Min. | Kochzeit: 0 Min. | Portionen: 4

Zutaten:

- 2 große Rote Bete, roh, sehr dünn geschnitten
- 1/4 Tasse Pinienkerne, leicht geröstet
- 1 Orange, Saft und Zesten
- 2 Esslöffel Olivenöl
- 1 Esslöffel Balsamico-Essig
- Salz und schwarzer Pfeffer nach Geschmack
- Einige Blätter frischer Basilikum, zur Garnierung

Zubereitung:

1. Die dünn geschnittenen Rote Bete-Scheiben kreisförmig auf einem Teller anrichten.
2. In einer kleinen Schüssel Orangensaft, Olivenöl, Balsamico-Essig, Salz und Pfeffer zu einer Vinaigrette verrühren.
3. Die Vinaigrette gleichmäßig über die Rote Bete träufeln.
4. Mit gerösteten Pinienkernen, Orangenzesten und frischem Basilikum garnieren.
5. Sofort servieren.

Nährwertangaben (pro Portion): Kalorien: ca. 180 kcal | Protein: 3 g | Kohlenhydrate: 12 g | Fett: 14 g | Ballaststoffe: 3 g | Zucker: 8 g

30. Frischer Grüner Salat mit Edamame und Tahini-Dressing

Zubereitungszeit: 10 Min. | Kochzeit: 0 Min. | Portionen: 4

Zutaten:

- 2 Tassen gemischte Blattsalate (z.B. Rucola, Spinat, Feldsalat)
- 1 Tasse Edamame, gekocht und geschält
- 1/2 Gurke, in Scheiben geschnitten
- 1/4 Tasse geröstete Sonnenblumenkerne
- 2 Esslöffel Tahini
- 1 Zitrone, Saft
- 2 Esslöffel Olivenöl
- 1 Teelöffel Honig oder Ahornsirup
- Salz und Pfeffer nach Geschmack

Zubereitung:

1. Salatblätter, Edamame und Gurkenscheiben in einer großen Salatschüssel mischen.
2. Für das Dressing Tahini, Zitronensaft, Olivenöl, Honig, Salz und Pfeffer in einer kleinen Schüssel gut verrühren.
3. Das Dressing über den Salat geben und alles gut vermengen.

4. Mit gerösteten Sonnenblumenkernen bestreuen.
5. Sofort servieren.

Nährwertangaben (pro Portion): Kalorien: ca. 200 kcal | Protein: 8 g | Kohlenhydrate: 14 g | Fett: 14 g | Ballaststoffe: 5 g | Zucker: 4 g

Getreide, Hülsenfrüchte

31. Quinoa-Salat mit geröstetem Gemüse und Kräuter-Dressing

Zubereitungszeit: 15 Min. | Kochzeit: 25 Min. | Portionen: 4

Zutaten:

- 1 Tasse Quinoa
- 2 Tassen Gemüsebrühe
- 1 rote Paprika, gewürfelt
- 1 Zucchini, gewürfelt
- 1 Aubergine, gewürfelt
- 2 EL Olivenöl
- Für das Dressing:
  - 3 EL Olivenöl
  - Saft von 1 Zitrone
  - 1 Knoblauchzehe, fein gehackt
  - 2 EL frische Kräuter (Petersilie, Basilikum, Thymian), gehackt
  - Salz und Pfeffer nach Geschmack

Zubereitung:

1. Quinoa in Gemüsebrühe nach Packungsanweisung kochen. Abkühlen lassen.
2. Gemüse mit Olivenöl mischen und auf einem Backblech bei 200°C 20 Minuten rösten, bis es weich und leicht karamellisiert ist.
3. Für das Dressing alle Zutaten in einer kleinen Schüssel vermischen.
4. Quinoa mit geröstetem Gemüse in einer großen Schüssel mischen, Dressing darübergeben und gut umrühren.
5. Vor dem Servieren abkühlen lassen.

Nährwertangaben (pro Portion): Kalorien: 320 kcal | Protein: 8 g | Kohlenhydrate: 45 g | Fett: 12 g | Ballaststoffe: 5 g | Zucker: 5 g

32. Kichererbsen-Curry mit Spinat und Kokosmilch

Zubereitungszeit: 10 Min. | Kochzeit: 20 Min. | Portionen: 4

Zutaten:

- 2 Tassen Kichererbsen, gekocht oder aus der Dose
- 1 Zwiebel, gewürfelt
- 2 Knoblauchzehen, fein gehackt
- 1 EL Ingwer, gerieben
- 1 Dose Kokosmilch
- 2 Tassen frischer Spinat
- 1 EL Currypulver

- 1 TL Kurkuma
- 1/2 TL Chilipulver
- Salz und Pfeffer nach Geschmack
- 2 EL Kokosöl

Zubereitung:

1. Kokosöl in einem großen Topf erhitzen und Zwiebel, Knoblauch und Ingwer darin anbraten, bis die Zwiebel glasig ist.
2. Currypulver, Kurkuma und Chilipulver hinzufügen und eine Minute mitbraten.
3. Kokosmilch und Kichererbsen dazugeben und zum Kochen bringen.
4. Hitze reduzieren und 15 Minuten köcheln lassen.
5. Spinat unterrühren und weiterköcheln lassen, bis der Spinat zusammenfällt.
6. Mit Salz und Pfeffer abschmecken und servieren.

Nährwertangaben (pro Portion): Kalorien: 350 kcal | Protein: 10 g | Kohlenhydrate: 30 g | Fett: 20 g | Ballaststoffe: 8 g | Zucker: 5 g

33. Linsensuppe mit Süßkartoffeln und Karotten

Zubereitungszeit: 10 Min. | Kochzeit: 30 Min. | Portionen: 4

Zutaten:

- 1 Tasse rote Linsen
- 1 große Süßkartoffel, gewürfelt
- 2 große Karotten, gewürfelt
- 1 Zwiebel, gewürfelt
- 2 Knoblauchzehen, fein gehackt
- 1 Liter Gemüsebrühe
- 1 TL Kreuzkümmel
- 1/2 TL Paprikapulver
- Salz und Pfeffer nach Geschmack
- 2 EL Olivenöl

Zubereitung:

1. Olivenöl in einem großen Topf erhitzen und Zwiebel, Knoblauch, Süßkartoffel und Karotten darin anbraten, bis die Zwiebeln glasig sind.
2. Linsen, Kreuzkümmel und Paprikapulver dazugeben und kurz mitbraten.
3. Gemüsebrühe hinzufügen und zum Kochen bringen.
4. Hitze reduzieren und 20-25 Minuten köcheln lassen, bis die Linsen und das Gemüse weich sind.
5. Mit einem Stabmixer leicht pürieren, um eine dickere Konsistenz zu erreichen.
6. Mit Salz und Pfeffer abschmecken und servieren.

Nährwertangaben (pro Portion): Kalorien: 280 kcal | Protein: 12 g | Kohlenhydrate: 50 g | Fett: 5 g | Ballaststoffe: 10 g | Zucker: 8 g

34. Amaranth-Risotto mit Pilzen und Thymian

Zubereitungszeit: 10 Min. | Kochzeit: 25 Min. | Portionen: 4

Zutaten:

- 1 Tasse Amaranth
- 2 Tassen Pilze, gemischt und geschnitten

- 1 Zwiebel, gewürfelt
- 2 Knoblauchzehen, fein gehackt
- 4 Tassen Gemüsebrühe
- 1/2 Tasse Weißwein (optional)
- 1 EL frischer Thymian, gehackt
- Salz und Pfeffer nach Geschmack
- 2 EL Olivenöl
- 1/4 Tasse geriebener Parmesan (optional, für vegane Option weglassen)

Zubereitung:

1. Olivenöl in einer großen Pfanne erhitzen und Zwiebel, Knoblauch und Pilze anbraten, bis die Pilze weich und leicht gebräunt sind.
2. Amaranth dazugeben und unter Rühren 2 Minuten mitbraten.
3. Mit Weißwein ablöschen und einkochen lassen.
4. Nach und nach die Gemüsebrühe hinzufügen und unter ständigem Rühren kochen, bis der Amaranth weich ist und eine cremige Konsistenz erreicht hat.
5. Thymian einrühren und mit Salz und Pfeffer abschmecken.
6. Vor dem Servieren mit Parmesan bestreuen, wenn verwendet.

Nährwertangaben (pro Portion): Kalorien: 290 kcal | Protein: 9 g | Kohlenhydrate: 45 g | Fett: 8 g | Ballaststoffe: 6 g | Zucker: 2 g

35. Bohnen-Burger mit frischen Kräutern und Avocado

Zubereitungszeit: 20 Min. | Kochzeit: 10 Min. | Portionen: 4

Zutaten:

- 2 Tassen schwarze Bohnen, gekocht und abgetropft
- 1/2 Tasse frische Kräuter (Petersilie, Koriander), fein gehackt
- 1/2 rote Zwiebel, fein gewürfelt
- 1 Knoblauchzehe, fein gehackt
- 1 Ei (oder Leinsamen-Ei für vegane Option)
- 1/2 Tasse Vollkornbrösel
- 1 reife Avocado, in Scheiben geschnitten
- Salz und Pfeffer nach Geschmack
- 2 EL Olivenöl

Zubereitung:

1. Bohnen, Kräuter, Zwiebel, Knoblauch, Ei und Brösel in einer großen Schüssel vermischen und zu einer homogenen Masse zerdrücken.
2. Aus der Mischung vier Burger formen.
3. Olivenöl in einer Pfanne erhitzen und die Burger von beiden Seiten goldbraun braten.
4. Auf Vollkornbrötchen servieren und mit Avocadoscheiben belegen.

Nährwertangaben (pro Portion): Kalorien: 350 kcal | Protein: 12 g | Kohlenhydrate: 45 g | Fett: 15 g | Ballaststoffe: 12 g | Zucker: 3 g

36. Bulgursalat mit Gurken, Tomaten und Minze (Tabbouleh)

Zubereitungszeit: 15 Min. | Kochzeit: 5 Min. | Portionen: 4

Zutaten:

- 1 Tasse Bulgur
- 2 Tassen kochendes Wasser
- 1 große Gurke, gewürfelt
- 2 Tomaten, entkernt und gewürfelt
- 1/4 Tasse frische Minze, fein gehackt
- 1/4 Tasse frische Petersilie, fein gehackt
- Saft von 1 Zitrone
- 1/4 Tasse Olivenöl
- Salz und Pfeffer nach Geschmack

Zubereitung:

1. Bulgur in eine Schüssel geben und mit kochendem Wasser übergießen. Abdecken und 5 Minuten quellen lassen.
2. Überschüssiges Wasser abgießen und den Bulgur abkühlen lassen.
3. Gurke, Tomaten, Minze und Petersilie zum Bulgur hinzufügen.
4. Zitronensaft, Olivenöl, Salz und Pfeffer hinzugeben und alles gut vermischen.
5. Vor dem Servieren kalt stellen.

Nährwertangaben (pro Portion): Kalorien: 280 kcal | Protein: 6 g | Kohlenhydrate: 40 g | Fett: 12 g | Ballaststoffe: 8 g | Zucker: 4 g

37. Farro-Schüssel mit geröstetem Kürbis und Granatapfel

Zubereitungszeit: 15 Min. | Kochzeit: 30 Min. | Portionen: 4

Zutaten:

- 1 Tasse Farro, gründlich gewaschen
- 2 Tassen Gemüsebrühe
- 2 Tassen Kürbis, gewürfelt und geröstet
- 1/2 Tasse Granatapfelkerne
- 1/4 Tasse Walnüsse, grob gehackt
- 2 EL Olivenöl
- 1 EL Balsamico-Essig
- Salz und Pfeffer nach Geschmack

Zubereitung:

1. Farro in der Gemüsebrühe nach Packungsanweisung kochen.
2. In einer Schüssel den gekochten Farro, gerösteten Kürbis, Granatapfelkerne und Walnüsse vermischen.
3. Olivenöl und Balsamico-Essig dazugeben, mit Salz und Pfeffer würzen und gut umrühren.
4. Die Schüssel kalt stellen und vor dem Servieren durchziehen lassen.

Nährwertangaben (pro Portion): Kalorien: 360 kcal | Protein: 8 g | Kohlenhydrate: 55 g | Fett: 14 g | Ballaststoffe: 10 g | Zucker: 8 g

ChatGPT

38. Linsen-Bolognese mit Zucchini-Nudeln

Zubereitungszeit: 15 Min. | Kochzeit: 25 Min. | Portionen: 4 Zutaten:

- 1 Tasse rote Linsen, gespült
- 1 große Zucchini, spiralisiert

- 1 Zwiebel, fein gewürfelt
- 2 Knoblauchzehen, fein gehackt
- 1 Dose gehackte Tomaten (400 g)
- 1 EL Tomatenmark
- 1 TL getrockneter Oregano
- 1 TL getrockneter Basilikum
- 1/2 TL Chiliflocken (optional)
- Salz und Pfeffer nach Geschmack
- 2 EL Olivenöl
- Frischer Basilikum zur Garnierung

Zubereitung:

1. Olivenöl in einer Pfanne erhitzen und Zwiebel sowie Knoblauch darin anbraten, bis sie weich sind.
2. Linsen, gehackte Tomaten, Tomatenmark, Oregano, Basilikum und Chiliflocken hinzufügen. Mit Salz und Pfeffer würzen.
3. Zum Kochen bringen, dann die Hitze reduzieren und 20 Minuten köcheln lassen, bis die Linsen weich sind.
4. Währenddessen die Zucchini-Nudeln in einer separaten Pfanne 3-4 Minuten anbraten, bis sie erwärmt sind, aber noch Biss haben.
5. Linsen-Bolognese auf den Zucchini-Nudeln anrichten und mit frischem Basilikum garnieren.

Nährwertangaben (pro Portion): Kalorien: 290 kcal | Protein: 12 g | Kohlenhydrate: 45 g | Fett: 7 g | Ballaststoffe: 12 g | Zucker: 8 g

39. Schwarze Bohnen Tacos mit Mango-Salsa

Zubereitungszeit: 15 Min. | Kochzeit: 10 Min. | Portionen: 4 Zutaten:

- 2 Tassen schwarze Bohnen, gekocht
- 8 kleine Mais-Tortillas
- 1 reife Mango, gewürfelt
- 1/4 Tasse rote Zwiebel, fein gewürfelt
- 1/4 Tasse frischer Koriander, gehackt
- 1 Jalapeño, entkernt und fein gehackt
- Saft von 1 Limette
- Salz und Pfeffer nach Geschmack
- 1 Avocado, gewürfelt
- 1 EL Olivenöl

Zubereitung:

1. In einer Schüssel Mango, rote Zwiebel, Koriander, Jalapeño, Limettensaft, Salz und Pfeffer mischen, um die Salsa herzustellen.
2. Olivenöl in einer Pfanne erhitzen und die schwarzen Bohnen erwärmen.
3. Mais-Tortillas in einer trockenen Pfanne kurz erwärmen.
4. Tortillas mit erwärmten schwarzen Bohnen füllen, Mango-Salsa und Avocadowürfel darübergeben.
5. Sofort servieren.

Nährwertangaben (pro Portion): Kalorien: 350 kcal | Protein: 12 g | Kohlenhydrate: 55 g | Fett: 10 g | Ballaststoffe: 15 g | Zucker: 10 g

40. Gerstensalat mit Rucola, Kirschtomaten und Pecannüssen

Zubereitungszeit: 10 Min. | Kochzeit: 30 Min. | Portionen: 4 Zutaten:

- 1 Tasse Gerste, gewaschen und gekocht
- 2 Tassen Rucola
- 1 Tasse Kirschtomaten, halbiert
- 1/2 Tasse Pecannüsse, grob gehackt
- 1/4 Tasse Olivenöl
- 2 EL Balsamico-Essig
- Salz und Pfeffer nach Geschmack

Zubereitung:

1. Gerste nach Packungsanweisung kochen und abkühlen lassen.
2. In einer großen Schüssel gekochte Gerste, Rucola, Kirschtomaten und Pecannüsse vermischen.
3. Olivenöl und Balsamico-Essig darübergeben und mit Salz und Pfeffer abschmecken.
4. Gut umrühren und vor dem Servieren etwas ziehen lassen.

Nährwertangaben (pro Portion): Kalorien: 340 kcal | Protein: 8 g | Kohlenhydrate: 45 g | Fett: 16 g | Ballaststoffe: 8 g | Zucker: 5 g

41. Erbsenpüree mit Minze und Zitronenschale

Zubereitungszeit: 5 Min. | Kochzeit: 10 Min. | Portionen: 4 Zutaten:

- 2 Tassen frische oder gefrorene grüne Erbsen
- 1/4 Tasse frische Minze, fein gehackt
- Zesten und Saft von 1 Zitrone
- 2 EL Olivenöl
- Salz und Pfeffer nach Geschmack

Zubereitung:

1. Erbsen in leicht gesalzenem Wasser etwa 5-7 Minuten kochen, bis sie weich sind.
2. Abgießen und zusammen mit Minze, Zitronenzesten, Zitronensaft und Olivenöl in einen Mixer geben.
3. Zu einer glatten Paste pürieren.
4. Mit Salz und Pfeffer abschmecken und warm servieren.

Nährwertangaben (pro Portion): Kalorien: 150 kcal | Protein: 5 g | Kohlenhydrate: 15 g | Fett: 8 g | Ballaststoffe: 5 g | Zucker: 5 g

42. Couscous mit gerösteten Mandeln und getrockneten Aprikosen

Zubereitungszeit: 5 Min. | Kochzeit: 10 Min. | Portionen: 4 Zutaten:

- 1 Tasse Couscous
- 1 1/2 Tassen heißes Wasser
- 1/2 Tasse Mandeln, gehackt und geröstet
- 1/2 Tasse getrocknete Aprikosen, gewürfelt
- 2 EL Olivenöl
- Saft von 1 Orange
- 1/4 Tasse frischer Koriander, gehackt
- Salz und Pfeffer nach Geschmack

Zubereitung:

1. Couscous in eine Schüssel geben und mit heißem Wasser übergießen. Abdecken und 5 Minuten quellen lassen.
2. Mit einer Gabel fluffig rühren und Olivenöl sowie Orangensaft einarbeiten.
3. Mandeln, Aprikosen und Koriander unterheben.
4. Mit Salz und Pfeffer abschmecken und warm oder kalt servieren.

Nährwertangaben (pro Portion): Kalorien: 330 kcal | Protein: 8 g | Kohlenhydrate: 50 g | Fett: 12 g | Ballaststoffe: 5 g | Zucker: 15 g

43. Geröstete Kichererbsen-Snacks mit Paprika und Kreuzkümmel

Zubereitungszeit: 5 Min. | Kochzeit: 20 Min. | Portionen: 4 Zutaten:
- 2 Tassen Kichererbsen, gekocht und gut abgetrocknet
- 2 EL Olivenöl
- 1 TL Paprikapulver
- 1/2 TL Kreuzkümmel
- Salz und Pfeffer nach Geschmack

Zubereitung:
1. Ofen auf 200°C vorheizen.
2. Kichererbsen mit Olivenöl, Paprikapulver, Kreuzkümmel, Salz und Pfeffer vermischen.
3. Auf einem Backblech verteilen und 20 Minuten rösten, bis sie knusprig sind.
4. Aus dem Ofen nehmen und abkühlen lassen. Als Snack servieren.

Nährwertangaben (pro Portion): Kalorien: 220 kcal | Protein: 10 g | Kohlenhydrate: 30 g | Fett: 8 g | Ballaststoffe: 8 g | Zucker: 5 g

44. Wilde Reis Suppe mit Pilzen und Lauch

Zubereitungszeit: 10 Min. | Kochzeit: 40 Min. | Portionen: 4 Zutaten:
- 1 Tasse wilder Reis, gründlich gespült
- 4 Tassen Gemüsebrühe
- 1 Tasse Pilze, geschnitten
- 1 Tasse Lauch, gewaschen und in Ringe geschnitten
- 2 Knoblauchzehen, fein gehackt
- 1/2 Tasse Karotten, gewürfelt
- 2 EL Olivenöl
- Salz und Pfeffer nach Geschmack

Zubereitung:
1. Olivenöl in einem großen Topf erhitzen.
2. Lauch, Knoblauch und Karotten hinzufügen und 5 Minuten anbraten.
3. Pilze dazugeben und weitere 5 Minuten kochen.
4. Wilden Reis und Gemüsebrühe hinzufügen, zum Kochen bringen.
5. Hitze reduzieren und 30 Minuten köcheln lassen, bis der Reis weich ist.
6. Mit Salz und Pfeffer abschmecken und heiß servieren.

Nährwertangaben (pro Portion): Kalorien: 280 kcal | Protein: 8 g | Kohlenhydrate: 50 g | Fett: 6 g | Ballaststoffe: 6 g | Zucker: 3 g

45. Quinoa-Stuffed Paprika mit einer Tahini-Sauce

Zubereitungszeit: 20 Min. | Kochzeit: 25 Min. | Portionen: 4 Zutaten:

- 4 große Paprikaschoten, halbiert und entkernt
- 1 Tasse Quinoa, gekocht
- 1/2 Tasse Kichererbsen, gekocht
- 1 kleine Zucchini, gewürfelt
- 1/4 Tasse Rosinen
- 2 EL Tahini
- Saft von 1 Zitrone
- 2 Knoblauchzehen, fein gehackt
- 1/4 Tasse frischer Koriander, gehackt
- Salz und Pfeffer nach Geschmack
- 2 EL Olivenöl

Zubereitung:

1. Ofen auf 190°C vorheizen.
2. Paprikahälften auf ein Backblech legen und mit etwas Olivenöl beträufeln.
3. In einer Schüssel gekochte Quinoa, Kichererbsen, Zucchini, Rosinen, Knoblauch und Koriander vermischen.
4. Die Mischung mit Salz, Pfeffer, Tahini und Zitronensaft würzen und gut umrühren.
5. Die Quinoa-Mischung in die Paprikahälften füllen.
6. Im Ofen 20-25 Minuten backen, bis die Paprikas weich sind.
7. Warm servieren.

Nährwertangaben (pro Portion): Kalorien: 320 kcal | Protein: 10 g | Kohlenhydrate: 45 g | Fett: 12 g | Ballaststoffe: 8 g | Zucker: 10 g

46. Veganer Dal mit roten Linsen und Kokosmilch

Zubereitungszeit: 10 Min. | Kochzeit: 25 Min. | Portionen: 4 Zutaten:

- 1 Tasse rote Linsen
- 1 Zwiebel, fein gewürfelt
- 1 Tomate, gewürfelt
- 2 Knoblauchzehen, fein gehackt
- 1 TL Kurkuma
- 1 TL Garam Masala
- 1/2 TL Cayennepfeffer
- 1 Dose Kokosmilch
- 2 Tassen Gemüsebrühe
- Salz und Pfeffer nach Geschmack
- 2 EL Kokosöl
- Frischer Koriander zum Garnieren

Zubereitung:

1. Kokosöl in einem Topf erhitzen und Zwiebel, Knoblauch sowie Gewürze anbraten, bis die Zwiebel glasig ist.
2. Tomaten und Linsen dazugeben und kurz mit anbraten.

3. Mit Kokosmilch und Gemüsebrühe ablöschen und zum Kochen bringen.
4. Hitze reduzieren und 20 Minuten köcheln lassen, bis die Linsen weich sind.
5. Mit Salz und Pfeffer abschmecken und mit frischem Koriander servieren.

Nährwertangaben (pro Portion): Kalorien: 350 kcal | Protein: 12 g | Kohlenhydrate: 40 g | Fett: 18 g | Ballaststoffe: 10 g | Zucker: 5 g

17. Kühler Bohnensalat mit frischer Petersilie und Feta

Zubereitungszeit: 15 Min. | Kochzeit: 0 Min. | Portionen: 4 Zutaten:

- 2 Tassen gemischte gekochte Bohnen (schwarze Bohnen, Kidneybohnen, weiße Bohnen)
- 1/2 Tasse Feta-Käse, gewürfelt
- 1/4 Tasse frische Petersilie, gehackt
- 1/4 Tasse rote Zwiebel, fein gewürfelt
- 2 EL Olivenöl
- Saft von 1 Zitrone
- Salz und Pfeffer nach Geschmack

Zubereitung:

1. Alle Zutaten in einer großen Schüssel mischen.
2. Mit Olivenöl, Zitronensaft, Salz und Pfeffer abschmecken.
3. Vor dem Servieren mindestens 30 Minuten im Kühlschrank durchziehen lassen.

Nährwertangaben (pro Portion): Kalorien: 250 kcal | Protein: 12 g | Kohlenhydrate: 30 g | Fett: 10 g | Ballaststoffe: 8 g | Zucker: 3 g

48. Pikanter Buchweizen mit Brokkoli und gerösteten Cashewkernen

Zubereitungszeit: 10 Min. | Kochzeit: 20 Min. | Portionen: 4 Zutaten:

- 1 Tasse Buchweizen, gründlich gespült
- 2 Tassen Gemüsebrühe
- 2 Tassen Brokkoli, in kleine Röschen geschnitten
- 1/2 Tasse Cashewkerne, leicht geröstet
- 1 rote Paprika, gewürfelt
- 2 EL Sojasauce
- 1 EL Sesamöl
- 1 Knoblauchzehe, fein gehackt
- 1 TL Ingwer, frisch gerieben
- Salz und Pfeffer nach Geschmack

Zubereitung:

1. Buchweizen in Gemüsebrühe nach Packungsanweisung kochen.
2. Währenddessen Brokkoli in einer Pfanne mit etwas Wasser etwa 5-7 Minuten dämpfen, bis er weich, aber noch knackig ist.
3. Sesamöl in einer großen Pfanne erhitzen. Knoblauch und Ingwer hinzufügen und kurz anbraten.
4. Gekochten Buchweizen, gedämpften Brokkoli und rote Paprika hinzufügen. Alles gut vermischen.
5. Mit Sojasauce, Salz und Pfeffer würzen.
6. Vor dem Servieren mit gerösteten Cashewkernen bestreuen.

Nährwertangaben (pro Portion): Kalorien: 300 kcal | Protein: 10 g | Kohlenhydrate: 45 g | Fett: 10 g | Ballaststoffe: 7 g | Zucker: 5 g

49. Hummus aus weißen Bohnen mit Rosmarin und Olivenöl

Zubereitungszeit: 10 Min. | Kochzeit: 0 Min. | Portionen: 4 Zutaten:

- 2 Tassen weiße Bohnen, gekocht
- 2 EL Tahini
- 2 Knoblauchzehen, fein gehackt
- Saft von 1 Zitrone
- 2 EL Olivenöl
- 1 TL frischer Rosmarin, fein gehackt
- Salz und Pfeffer nach Geschmack
- Zusätzliches Olivenöl und Rosmarin zum Garnieren

Zubereitung:

1. Weiße Bohnen, Tahini, Knoblauch, Zitronensaft, Olivenöl und Rosmarin in einen Mixer geben.
2. Alles zu einer glatten Paste pürieren.
3. Mit Salz und Pfeffer abschmecken.
4. In eine Schale geben und mit etwas Olivenöl und Rosmarin garnieren.
5. Als Dip oder Brotaufstrich servieren.

Nährwertangaben (pro Portion): Kalorien: 250 kcal | Protein: 10 g | Kohlenhydrate: 30 g | Fett: 10 g | Ballaststoffe: 8 g | Zucker: 2 g

50. Marokkanischer Hirse-Salat mit getrockneten Früchten und Nüssen

Zubereitungszeit: 15 Min. | Kochzeit: 20 Min. | Portionen: 4 Zutaten:

- 1 Tasse Hirse, gespült und gekocht
- 1/2 Tasse getrocknete Aprikosen, gewürfelt
- 1/2 Tasse Mandeln, gehackt und geröstet
- 1/4 Tasse getrocknete Cranberries
- 1/2 Tasse frische Petersilie, gehackt
- 1/4 Tasse Minze, gehackt
- 3 EL Olivenöl
- Saft von 1 Orange
- 1 TL Zimt
- Salz und Pfeffer nach Geschmack

Zubereitung:

1. Hirse nach Packungsanleitung kochen und abkühlen lassen.
2. In einer großen Schüssel gekochte Hirse mit Aprikosen, Mandeln, Cranberries, Petersilie und Minze vermischen.
3. In einer kleinen Schüssel Olivenöl, Orangensaft und Zimt zu einem Dressing verrühren.
4. Dressing über den Salat gießen und gut vermischen.
5. Mit Salz und Pfeffer abschmecken und kalt oder bei Raumtemperatur servieren.

Nährwertangaben (pro Portion): Kalorien: 350 kcal | Protein: 8 g | Kohlenhydrate: 50 g | Fett: 15 g | Ballaststoffe: 7 g | Zucker: 20 g

51. Linsen-Kokosnuss-Suppe mit Curry und Koriander

Zubereitungszeit: 10 Min. | Kochzeit: 30 Min. | Portionen: 4 Zutaten:

- 1 Tasse rote Linsen
- 1 Zwiebel, fein gewürfelt
- 2 Knoblauchzehen, fein gehackt
- 1 EL frischer Ingwer, gerieben
- 1 TL Currypulver
- 1/2 TL Kurkuma
- 1 Dose Kokosmilch (400 ml)
- 4 Tassen Gemüsebrühe
- 2 EL Kokosöl
- Saft von 1 Limette
- Frischer Koriander, zum Garnieren
- Salz und Pfeffer nach Geschmack

Zubereitung:

1. Kokosöl in einem großen Topf erhitzen und Zwiebel, Knoblauch und Ingwer darin anbraten, bis die Zwiebel weich ist.
2. Currypulver und Kurkuma hinzufügen und 1 Minute mitbraten.
3. Linsen, Kokosmilch und Gemüsebrühe dazugeben und zum Kochen bringen.
4. Die Hitze reduzieren und 25-30 Minuten köcheln lassen, bis die Linsen weich sind.
5. Mit Limettensaft, Salz und Pfeffer abschmecken.
6. Mit frischem Koriander garnieren und servieren.

Nährwertangaben (pro Portion): Kalorien: 350 kcal | Protein: 12 g | Kohlenhydrate: 35 g | Fett: 18 g | Ballaststoffe: 10 g | Zucker: 5 g

22. Einfache Edamame mit Meersalz und Zitronenschale

Zubereitungszeit: 5 Min. | Kochzeit: 5 Min. | Portionen: 4 Zutaten:

- 2 Tassen Edamame, gefroren
- Schale von 1 Zitrone
- 1 TL Meersalz

Zubereitung:

1. Edamame gemäß Packungsanweisung in Salzwasser kochen.
2. Abgießen und heiß in eine Schüssel geben.
3. Mit Zitronenschale und Meersalz bestreuen.
4. Gut umrühren und als gesunden Snack servieren.

Nährwertangaben (pro Portion): Kalorien: 120 kcal | Protein: 10 g | Kohlenhydrate: 10 g | Fett: 4 g | Ballaststoffe: 4 g | Zucker: 2 g

53. Graupensuppe mit Wurzelgemüse und Kräutern

Zubereitungszeit: 15 Min. | Kochzeit: 45 Min. | Portionen: 4 Zutaten:

- 1 Tasse Gerste, gewaschen
- 2 Karotten, gewürfelt
- 2 Pastinaken, gewürfelt
- 1 kleine Sellerieknolle, gewürfelt
- 1 Zwiebel, gewürfelt
- 2 Knoblauchzehen, fein gehackt
- 6 Tassen Gemüsebrühe

- 2 EL Olivenöl
- 1 TL Thymian, getrocknet
- 1 Lorbeerblatt
- Salz und Pfeffer nach Geschmack

Zubereitung:

1. Olivenöl in einem großen Topf erhitzen. Zwiebel und Knoblauch darin anbraten, bis sie weich sind.
2. Karotten, Pastinaken und Sellerie hinzufügen und einige Minuten mitbraten.
3. Gerste, Thymian, Lorbeerblatt und Gemüsebrühe dazugeben.
4. Zum Kochen bringen, dann die Hitze reduzieren und 45 Minuten köcheln lassen, bis die Gerste und das Gemüse weich sind.
5. Lorbeerblatt entfernen, mit Salz und Pfeffer abschmecken und heiß servieren.

Nährwertangaben (pro Portion): Kalorien: 300 kcal | Protein: 8 g | Kohlenhydrate: 55 g | Fett: 7 g | Ballaststoffe: 12 g | Zucker: 10 g

54. Süßkartoffel- und Bohnen-Chili mit geräuchertem Paprika

Zubereitungszeit: 15 Min. | Kochzeit: 30 Min. | Portionen: 4 Zutaten:

- 2 große Süßkartoffeln, gewürfelt
- 2 Tassen schwarze Bohnen, gekocht
- 1 Zwiebel, gewürfelt
- 2 Knoblauchzehen, fein gehackt
- 1 Dose gehackte Tomaten (400 g)
- 1 TL geräucherter Paprika
- 1/2 TL Cayennepfeffer
- 1 TL Kreuzkümmel
- 2 EL Olivenöl
- Salz und Pfeffer nach Geschmack

Zubereitung:

1. Olivenöl in einem großen Topf erhitzen und Zwiebel sowie Knoblauch darin anbraten.
2. Süßkartoffeln hinzufügen und 5 Minuten mitbraten.
3. Bohnen, Tomaten, geräucherten Paprika, Cayennepfeffer und Kreuzkümmel dazugeben.
4. Zum Kochen bringen, dann die Hitze reduzieren und 25 Minuten köcheln lassen, bis die Süßkartoffeln weich sind.
5. Mit Salz und Pfeffer abschmecken und servieren.

Nährwertangaben (pro Portion): Kalorien: 350 kcal | Protein: 10 g | Kohlenhydrate: 60 g | Fett: 10 g | Ballaststoffe: 15 g | Zucker: 15 g

55. Buchweizenpfannkuchen mit frischen Beeren und Ahornsirup

Zubereitungszeit: 10 Min. | Kochzeit: 15 Min. | Portionen: 4 Zutaten:

- 1 Tasse Buchweizenmehl
- 1 1/4 Tassen Mandelmilch
- 1 Ei (oder 1 Leinsamen-Ei für vegane Option)
- 2 EL Ahornsirup (zusätzlich mehr zum Servieren)
- 1/2 Tasse frische Beeren (Himbeeren, Blaubeeren, Erdbeeren)
- 1 TL Backpulver

- 1 Prise Salz
- Kokosöl zum Braten

Zubereitung:

1. In einer Schüssel Buchweizenmehl, Backpulver und Salz mischen.
2. In einer anderen Schüssel Mandelmilch, Ei und Ahornsirup verquirlen.
3. Die nassen Zutaten zu den trockenen geben und zu einem glatten Teig verrühren.
4. Eine Pfanne bei mittlerer Hitze erwärmen und mit etwas Kokosöl bestreichen.
5. Pro Pfannkuchen etwa 1/4 Tasse Teig in die Pfanne geben und von beiden Seiten goldbraun braten.
6. Mit frischen Beeren und zusätzlichem Ahornsirup servieren.

Nährwertangaben (pro Portion): Kalorien: 250 kcal | Protein: 6 g | Kohlenhydrate: 45 g | Fett: 5 g | Ballaststoffe: 5 g | Zucker: 15 g

Beilagen und Gemüsegerichte

56. Gebackener Blumenkohl mit Kurkuma und Knoblauch

Zubereitungszeit: 10 Min. | Kochzeit: 25 Min. | Portionen: 4

Zutaten:

- 1 großer Blumenkohl, in Röschen geschnitten
- 2 EL Olivenöl
- 1 TL Kurkuma
- 2 Knoblauchzehen, fein gehackt
- Salz und Pfeffer nach Geschmack

Zubereitung:

1. Ofen auf 200°C vorheizen.
2. Blumenkohlröschen mit Olivenöl, Kurkuma, Knoblauch, Salz und Pfeffer in einer großen Schüssel vermischen.
3. Auf einem mit Backpapier ausgelegten Backblech verteilen.
4. 25 Minuten backen, bis der Blumenkohl weich und an den Rändern leicht knusprig ist.
5. Warm servieren.

Nährwertangaben (pro Portion): Kalorien: 120 kcal | Protein: 4 g | Kohlenhydrate: 10 g | Fett: 7 g | Ballaststoffe: 4 g | Zucker: 3 g

57. Zucchininudeln mit Avocado-Pesto

Zubereitungszeit: 15 Min. | Kochzeit: 0 Min. | Portionen: 4

Zutaten:

- 4 mittelgroße Zucchini, spiralisiert
- 1 reife Avocado, entkernt und geschält
- 1/2 Tasse frischer Basilikum
- 1/4 Tasse Pinienkerne
- 2 Knoblauchzehen
- Saft von 1 Zitrone
- 1/4 Tasse Olivenöl
- Salz und Pfeffer nach Geschmack

Zubereitung:

1. Für das Pesto Avocado, Basilikum, Pinienkerne, Knoblauch, Zitronensaft und Olivenöl in einen Mixer geben und pürieren, bis eine glatte Paste entsteht.
2. Mit Salz und Pfeffer abschmecken.
3. Zucchininudeln in eine große Schüssel geben und das Pesto untermischen.
4. Sofort servieren oder kalt stellen, um die Aromen zu verstärken.

Nährwertangaben (pro Portion): Kalorien: 250 kcal | Protein: 4 g | Kohlenhydrate: 12 g | Fett: 22 g | Ballaststoffe: 6 g | Zucker: 4 g

58. Karotten-Pommes mit Dill-Joghurt-Dip

Zubereitungszeit: 10 Min. | Kochzeit: 25 Min. | Portionen: 4

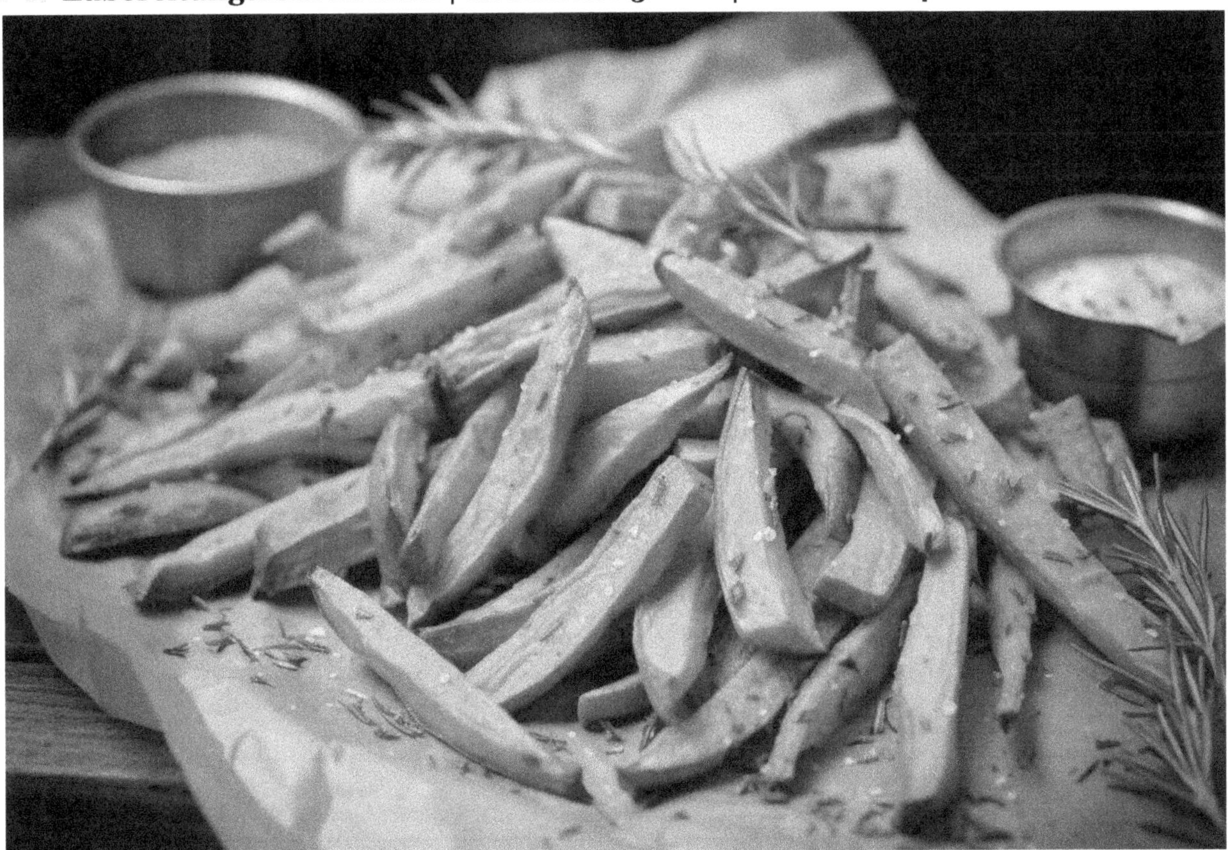

Zutaten:

- 4 große Karotten, geschält und in Streifen geschnitten
- 2 EL Olivenöl
- 1 TL Paprikapulver
- Salz und Pfeffer nach Geschmack
- Für den Dip:
    - 1/2 Tasse Naturjoghurt
    - 1 EL frischer Dill, gehackt
    - 1 Knoblauchzehe, fein gehackt
    - Saft von 1/2 Zitrone
    - Salz und Pfeffer nach Geschmack

Zubereitung:

1. Ofen auf 220°C vorheizen.
2. Karottenstreifen mit Olivenöl, Paprikapulver, Salz und Pfeffer vermischen und auf ein Backblech legen.
3. 25 Minuten backen, bis sie knusprig und golden sind.
4. Für den Dip alle Zutaten in einer kleinen Schüssel vermischen.
5. Karotten-Pommes mit dem Dill-Joghurt-Dip servieren.

Nährwertangaben (pro Portion): Kalorien: 180 kcal | Protein: 2 g | Kohlenhydrate: 14 g | Fett: 12 g | Ballaststoffe: 3 g | Zucker: 6 g

59. Süßkartoffel- und Ingwer-Suppe

Zubereitungszeit: 15 Min. | Kochzeit: 30 Min. | Portionen: 4

Zutaten:

- 2 große Süßkartoffeln, geschält und gewürfelt
- 1 Zwiebel, fein gewürfelt
- 1 EL frischer Ingwer, gerieben
- 4 Tassen Gemüsebrühe
- 1 Dose Kokosmilch
- 2 EL Olivenöl
- Salz und Pfeffer nach Geschmack
- Frischer Koriander, zum Garnieren

Zubereitung:

1. Olivenöl in einem großen Topf erhitzen. Zwiebel und Ingwer hinzufügen und bei mittlerer Hitze anbraten, bis die Zwiebel glasig ist.
2. Süßkartoffeln dazugeben und kurz anbraten.
3. Mit Gemüsebrühe aufgießen und zum Kochen bringen.
4. Hitze reduzieren und 20 Minuten köcheln lassen, bis die Süßkartoffeln weich sind.
5. Suppe vom Herd nehmen und mit einem Stabmixer pürieren.
6. Kokosmilch einrühren und mit Salz und Pfeffer abschmecken.
7. Auf Teller verteilen und mit frischem Koriander garnieren.

Nährwertangaben (pro Portion): Kalorien: 300 kcal | Protein: 3 g | Kohlenhydrate: 35 g | Fett: 18 g | Ballaststoffe: 5 g | Zucker: 9 g

60. Grünkohlchips mit Meersalz und Zitronenschale

Zubereitungszeit: 5 Min. | Kochzeit: 15 Min. | Portionen: 4

Zutaten:

- 1 Bund Grünkohl, Blätter abgezupft und in große Stücke gerissen
- 2 EL Olivenöl
- Zesten von 1 Zitrone
- Meersalz nach Geschmack

Zubereitung:

1. Ofen auf 160°C vorheizen.
2. Grünkohl in eine große Schüssel geben, Olivenöl, Zitronenzesten und Meersalz hinzufügen und gut durchmischen.

3. Grünkohlblätter auf einem mit Backpapier ausgelegten Backblech verteilen, dabei sicherstellen, dass sie nicht übereinander liegen.
4. Etwa 10-15 Minuten backen, bis die Ränder leicht braun und knusprig sind. Während des Backens einmal wenden.
5. Aus dem Ofen nehmen und abkühlen lassen.

Nährwertangaben (pro Portion): Kalorien: 120 kcal | Protein: 3 g | Kohlenhydrate: 10 g | Fett: 9 g | Ballaststoffe: 2 g | Zucker: 0 g

61. Rote Bete Carpaccio mit Walnuss-Vinaigrette

Zubereitungszeit: 20 Min. | Kochzeit: 0 Min. | Portionen: 4

Zutaten:
- 2 große Rote Bete, roh, sehr dünn geschnitten
- 1/4 Tasse Walnüsse, gehackt und leicht geröstet
- 3 EL Olivenöl
- 1 EL Balsamico-Essig
- 1 TL Honig
- Salz und Pfeffer nach Geschmack
- Einige Blätter frischer Rucola zur Garnierung

Zubereitung:
1. Rote Bete in sehr dünne Scheiben schneiden oder hobeln und auf einem Servierteller anrichten.
2. In einer kleinen Schüssel Olivenöl, Balsamico-Essig, Honig, Salz und Pfeffer zu einer Vinaigrette verrühren.
3. Vinaigrette gleichmäßig über die Rote Bete träufeln.
4. Mit gerösteten Walnüssen und Rucola garnieren.
5. Sofort servieren.

Nährwertangaben (pro Portion): Kalorien: 180 kcal | Protein: 2 g | Kohlenhydrate: 10 g | Fett: 15 g | Ballaststoffe: 2 g | Zucker: 7 g

62. Gedämpfte Spargelstangen mit Mandelkruste

Zubereitungszeit: 10 Min. | Kochzeit: 10 Min. | Portionen: 4

Zutaten:
- 2 Bündel grüner Spargel, holzige Enden entfernt
- 1/4 Tasse Mandelblättchen, leicht geröstet
- 2 EL Olivenöl
- 1 Zitrone, Saft und Zesten
- Salz und Pfeffer nach Geschmack

Zubereitung:
1. Einen Dampfeinsatz in einen Topf mit etwas Wasser geben und das Wasser zum Kochen bringen.
2. Spargel in den Dampfeinsatz legen, zudecken und etwa 5-7 Minuten dämpfen, bis er zart, aber noch bissfest ist.
3. In der Zwischenzeit in einer kleinen Pfanne Mandelblättchen ohne Öl leicht anrösten, bis sie goldbraun sind.
4. Den gedämpften Spargel auf eine Servierplatte legen, mit Olivenöl beträufeln und mit Zitronensaft, Zitronenzesten, Salz und Pfeffer würzen.

5. Mit gerösteten Mandelblättchen bestreuen und sofort servieren.

Nährwertangaben (pro Portion): Kalorien: 150 kcal | Protein: 4 g | Kohlenhydrate: 8 g | Fett: 12 g | Ballaststoffe: 4 g | Zucker: 3 g

63. Brokkoli- und Tahini-Salat

Zubereitungszeit: 10 Min. | Kochzeit: 5 Min. | Portionen: 4

Zutaten:

- 2 Köpfe Brokkoli, in Röschen geschnitten
- 1/4 Tasse Tahini
- 2 Knoblauchzehen, fein gehackt
- 2 EL Zitronensaft
- 3 EL warmes Wasser
- 1 TL Kreuzkümmel
- Salz und Pfeffer nach Geschmack

Zubereitung:

1. Brokkoli in einem Dampfeinsatz über kochendem Wasser etwa 4-5 Minuten dämpfen, bis er leuchtend grün und zart ist.
2. Während der Brokkoli dämpft, Tahini, Knoblauch, Zitronensaft, warmes Wasser und Kreuzkümmel in einer Schüssel vermischen, um das Dressing herzustellen.
3. Gedämpften Brokkoli in eine große Schüssel geben und mit dem Tahini-Dressing vermischen.
4. Mit Salz und Pfeffer abschmecken.
5. Den Salat auf Raumtemperatur abkühlen lassen und servieren.

Nährwertangaben (pro Portion): Kalorien: 180 kcal | Protein: 6 g | Kohlenhydrate: 15 g | Fett: 12 g | Ballaststoffe: 5 g | Zucker: 3 g

64. Geröstete Pilze mit Thymian und Balsamico

Zubereitungszeit: 10 Min. | Kochzeit: 20 Min. | Portionen: 4

Zutaten:

- 500 g gemischte Pilze, gereinigt und halbiert
- 3 EL Olivenöl
- 2 EL Balsamico-Essig
- 1 TL frischer Thymian, gehackt
- Salz und Pfeffer nach Geschmack

Zubereitung:

1. Ofen auf 200°C vorheizen.
2. Pilze in einer großen Schüssel mit Olivenöl, Balsamico-Essig und Thymian vermischen.
3. Auf einem Backblech verteilen und sicherstellen, dass die Pilze nicht übereinander liegen.
4. 20 Minuten rösten, bis die Pilze goldbraun und zart sind.
5. Mit Salz und Pfeffer abschmecken und warm servieren.

Nährwertangaben (pro Portion): Kalorien: 120 kcal | Protein: 3 g | Kohlenhydrate: 6 g | Fett: 10 g | Ballaststoffe: 2 g | Zucker: 4 g

65. Karotten-Pommes mit Dill-Joghurt-Dip

Zubereitungszeit: 10 Min. | Kochzeit: 25 Min. | Portionen: 4

Zutaten:

- 4 große Karotten, geschält und in Pommes-Form geschnitten
- 2 EL Olivenöl
- Salz und Pfeffer nach Geschmack
- Für den Dip:
    - 1/2 Tasse griechischer Joghurt
    - 1 EL frischer Dill, fein gehackt
    - 1 Knoblauchzehe, gepresst
    - 1 TL Zitronensaft
    - Salz und Pfeffer nach Geschmack

Zubereitung:

1. Ofen auf 200°C vorheizen.
2. Karotten mit Olivenöl, Salz und Pfeffer in einer Schüssel vermischen und auf ein mit Backpapier ausgelegtes Backblech legen.
3. Im Ofen 25 Minuten backen, bis die Karotten goldbraun und knusprig sind.
4. Für den Dip, griechischen Joghurt mit Dill, Knoblauch, Zitronensaft, Salz und Pfeffer in einer kleinen Schüssel vermischen.
5. Karotten-Pommes warm mit dem Dill-Joghurt-Dip servieren.

Nährwertangaben (pro Portion): Kalorien: 140 kcal | Protein: 3 g | Kohlenhydrate: 12 g | Fett: 9 g | Ballaststoffe: 3 g | Zucker: 5 g

66. Selleriestangen mit Cashew-Käse gefüllt

Zubereitungszeit: 15 Min. | Kochzeit: 0 Min. | Portionen: 4

Zutaten:

- 10 Selleriestangen, gereinigt und trockengetupft
- 1 Tasse Cashewnüsse, über Nacht eingeweicht
- 2 EL Hefeflocken
- 1 Knoblauchzehe, gepresst
- 2 TL Zitronensaft
- Salz und Pfeffer nach Geschmack
- 1 EL frische Kräuter (Petersilie, Schnittlauch), fein gehackt

Zubereitung:

1. Cashewnüsse abtropfen lassen und zusammen mit Hefeflocken, Knoblauch, Zitronensaft, Salz und Pfeffer in einem Mixer zu einer glatten Masse verarbeiten.
2. Die Cashew-Käse-Mischung in eine Schüssel geben und frische Kräuter unterrühren.
3. Die Mischung in die Vertiefung der Selleriestangen füllen.
4. Sofort servieren oder im Kühlschrank kalt stellen, um die Aromen zu intensivieren.

Nährwertangaben (pro Portion): Kalorien: 200 kcal | Protein: 7 g | Kohlenhydrate: 10 g | Fett: 15 g | Ballaststoffe: 2 g | Zucker: 3 g

67. Gegrillte Auberginen mit Granatapfel und Minze

Zubereitungszeit: 10 Min. | Kochzeit: 10 Min. | Portionen: 4

Zutaten:

- 2 große Auberginen, in 1/2 cm dicke Scheiben geschnitten
- 2 EL Olivenöl
- 1/2 Tasse Granatapfelkerne
- 1/4 Tasse frische Minze, gehackt
- Salz und Pfeffer nach Geschmack

Zubereitung:

1. Grill auf mittlere Hitze vorheizen.
2. Auberginenscheiben mit Olivenöl bestreichen und mit Salz und Pfeffer würzen.
3. Auberginen 3-5 Minuten pro Seite grillen, bis sie weich und leicht gebräunt sind.
4. Gegrillte Auberginen auf einer Platte anrichten und mit Granatapfelkernen und frischer Minze bestreuen.
5. Sofort servieren.

Nährwertangaben (pro Portion): Kalorien: 120 kcal | Protein: 2 g | Kohlenhydrate: 15 g | Fett: 7 g | Ballaststoffe: 6 g | Zucker: 9 g

68. Kürbispüree mit Muskatnuss und Ahornsirup

Zubereitungszeit: 10 Min. | Kochzeit: 20 Min. | Portionen: 4

Zutaten:

- 1 mittelgroßer Hokkaido-Kürbis, geschält und gewürfelt
- 2 EL Ahornsirup
- 1/4 TL Muskatnuss, frisch gerieben
- 2 EL Butter oder Kokosöl für eine vegane Option
- Salz nach Geschmack

Zubereitung:

1. Kürbiswürfel in einen Topf geben, mit Wasser bedecken und zum Kochen bringen.
2. Bei mittlerer Hitze 15-20 Minuten kochen, bis der Kürbis sehr weich ist.
3. Wasser abgießen und Kürbis zurück in den Topf geben.
4. Ahornsirup, Muskatnuss und Butter oder Kokosöl hinzufügen.
5. Mit einem Kartoffelstampfer oder in einem Mixer pürieren, bis eine glatte Masse entsteht.
6. Mit Salz abschmecken und warm servieren.

Nährwertangaben (pro Portion): Kalorien: 150 kcal | Protein: 2 g | Kohlenhydrate: 25 g | Fett: 5 g | Ballaststoffe: 4 g | Zucker: 12 g

69. Fenchelsalat mit Orangen und schwarzen Oliven

Zubereitungszeit: 15 Min. | Kochzeit: 0 Min. | Portionen: 4

Zutaten:

- 2 Fenchelknollen, dünn gehobelt
- 2 Orangen, geschält und in Scheiben geschnitten
- 1/4 Tasse schwarze Oliven, entsteint und halbiert
- 3 EL Olivenöl

- 3 EL Olivenöl
- 2 TL frischer Rosmarin, fein gehackt
- Salz und Pfeffer nach Geschmack

Zubereitung:

1. Ofen auf 220°C vorheizen.
2. Pastinaken mit Olivenöl und Rosmarin in einer Schüssel vermischen.
3. Auf ein mit Backpapier belegtes Backblech geben und gleichmäßig verteilen.
4. 25 Minuten backen, bis die Pastinaken goldbraun und knusprig sind.
5. Mit Salz und Pfeffer würzen und warm servieren.

Nährwertangaben (pro Portion): Kalorien: 180 kcal | Protein: 2 g | Kohlenhydrate: 25 g | Fett: 9 g | Ballaststoffe: 6 g | Zucker: 6 g

74. Erbsenpüree mit frischer Minze

Zubereitungszeit: 5 Min. | Kochzeit: 10 Min. | Portionen: 4

Zutaten:

- 2 Tassen frische oder gefrorene Erbsen
- 1/4 Tasse frische Minze, gehackt
- 2 EL Butter oder Olivenöl für eine vegane Option
- Salz und Pfeffer nach Geschmack
- 1/4 Tasse Milch oder pflanzliche Milch für eine vegane Option

Zubereitung:

1. Erbsen in einem Topf mit kochendem Wasser etwa 5 Minuten weich kochen.
2. Erbsen abgießen und zusammen mit Butter oder Olivenöl und Minze in einen Mixer geben.
3. Pürieren, dabei nach Bedarf Milch oder pflanzliche Milch hinzufügen, bis eine glatte Konsistenz erreicht ist.
4. Mit Salz und Pfeffer abschmecken und warm servieren.

Nährwertangaben (pro Portion): Kalorien: 120 kcal | Protein: 4 g | Kohlenhydrate: 12 g | Fett: 6 g | Ballaststoffe: 4 g | Zucker: 4 g

75. Gedünstete grüne Bohnen mit Zitronenbutter

Zubereitungszeit: 5 Min. | Kochzeit: 10 Min. | Portionen: 4

Zutaten:

- 500 g grüne Bohnen, Enden geschnitten
- 2 EL Butter
- Schale von 1 Zitrone
- Salz und Pfeffer nach Geschmack

Zubereitung:

1. Grüne Bohnen in einem Topf mit leicht gesalzenem Wasser etwa 5 Minuten dünsten, bis sie zart, aber noch knackig sind.
2. Bohnen abgießen und mit Butter und Zitronenschale vermischen, bis die Butter geschmolzen und die Bohnen gleichmäßig beschichtet sind.
3. Mit Salz und Pfeffer abschmecken und warm servieren.

Nährwertangaben (pro Portion): Kalorien: 100 kcal | Protein: 2 g | Kohlenhydrate: 8 g | Fett: 7 g | Ballaststoffe: 3 g | Zucker: 2 g

76. Rübenrisotto mit Ziegenkäse

Zubereitungszeit: 15 Min. | Kochzeit: 30 Min. | Portionen: 4

Zutaten:

- 1 Tasse Arborio-Reis
- 3 Tassen Gemüsebrühe, heiß
- 2 mittelgroße Rote Bete, vorgekocht und gewürfelt
- 1/4 Tasse Ziegenkäse, zerbröckelt
- 1 kleine Zwiebel, fein gewürfelt
- 2 EL Olivenöl
- Salz und Pfeffer nach Geschmack

Zubereitung:

1. Olivenöl in einem großen Topf erhitzen und die Zwiebel weich dünsten.
2. Reis hinzufügen und 2 Minuten unter ständigem Rühren anbraten, bis er leicht glasig wird.
3. Nach und nach heiße Gemüsebrühe hinzufügen, dabei ständig rühren, bis der Reis die Flüssigkeit aufnimmt.
4. Nach 15 Minuten Kochzeit die Rote Bete unterrühren und weiter köcheln lassen, bis der Reis cremig und al dente ist.
5. Ziegenkäse unterrühren, mit Salz und Pfeffer abschmecken und servieren.

Nährwertangaben (pro Portion): Kalorien: 350 kcal | Protein: 9 g | Kohlenhydrate: 50 g | Fett: 12 g | Ballaststoffe: 4 g | Zucker: 6 g

77. Scharfer Paprika-Mango-Slaw

Zubereitungszeit: 15 Min. | Kochzeit: 0 Min. | Portionen: 4

Zutaten:

- 1 große Mango, geschält und in Streifen geschnitten
- 1 rote Paprika, in dünne Streifen geschnitten
- 1 grüne Paprika, in dünne Streifen geschnitten
- 1/4 Kopf Rotkohl, fein gehobelt
- 2 EL Limettensaft
- 1 EL Honig
- 1 TL Chiliflocken
- 1/4 Tasse Koriander, gehackt
- Salz und Pfeffer nach Geschmack

Zubereitung:

1. Mango, Paprika und Rotkohl in einer großen Schüssel vermischen.
2. In einer kleinen Schüssel Limettensaft, Honig, Chiliflocken, Salz und Pfeffer verrühren, um das Dressing zu bilden.
3. Dressing über das Gemüse geben und alles gründlich vermischen.
4. Mit frischem Koriander bestreuen und sofort servieren.

Nährwertangaben (pro Portion): Kalorien: 120 kcal | Protein: 2 g | Kohlenhydrate: 28 g | Fett: 1 g | Ballaststoffe: 3 g | Zucker: 24 g

78. Kohlsteaks mit Kapernvinaigrette

Zubereitungszeit: 10 Min. | Kochzeit: 20 Min. | Portionen: 4

Zutaten:

- 1 Kopf Weißkohl, in 2 cm dicke Scheiben geschnitten
- 3 EL Olivenöl
- Für die Vinaigrette:
    - 2 EL Kapern, gehackt
    - 3 EL Olivenöl
    - 1 EL Weißweinessig
    - 1 TL Senf
    - 1 TL Honig
    - Salz und Pfeffer nach Geschmack

Zubereitung:

1. Ofen auf 200°C vorheizen.
2. Kohlscheiben mit 2 EL Olivenöl bestreichen und auf ein Backblech legen.
3. Im Ofen 20 Minuten rösten, bis die Ränder knusprig und golden sind.
4. Für die Vinaigrette alle Zutaten in einer kleinen Schüssel verrühren.
5. Kohlsteaks aus dem Ofen nehmen, mit der Vinaigrette beträufeln und sofort servieren.

Nährwertangaben (pro Portion): Kalorien: 180 kcal | Protein: 3 g | Kohlenhydrate: 10 g | Fett: 15 g | Ballaststoffe: 3 g | Zucker: 5 g

79. Buchweizenpfannkuchen mit frischen Beeren und Ahornsirup

Zubereitungszeit: 10 Min. | Kochzeit: 15 Min. | Portionen: 4

Zutaten:

- 1 Tasse Buchweizenmehl
- 1 1/4 Tassen Milch oder Mandelmilch
- 1 Ei (oder Flax-Ei für vegane Option)
- 2 EL Ahornsirup, plus extra zum Servieren
- 1/2 Tasse frische Beeren (Blaubeeren, Himbeeren)
- 1 TL Backpulver
- Prise Salz
- Butter oder Kokosöl zum Braten

Zubereitung:

1. In einer großen Schüssel Buchweizenmehl, Backpulver und Salz vermischen.
2. In einer anderen Schüssel Milch, Ei und 2 EL Ahornsirup verquirlen.
3. Die flüssigen Zutaten zu den trockenen geben und verrühren, bis ein glatter Teig entsteht.
4. Eine Pfanne bei mittlerer Hitze erhitzen und etwas Butter oder Kokosöl hinzufügen.
5. Pro Pfannkuchen etwa 1/4 Tasse Teig in die Pfanne geben und von beiden Seiten goldbraun braten.
6. Mit frischen Beeren und zusätzlichem Ahornsirup servieren.

Nährwertangaben (pro Portion): Kalorien: 250 kcal | Protein: 6 g | Kohlenhydrate: 45 g | Fett: 5 g | Ballaststoffe: 5 g | Zucker: 15 g

80. Gegrillter Chicorée mit Orangen-Vinaigrette

Zubereitungszeit: 10 Min. | Kochzeit: 5 Min. | Portionen: 4

Zutaten:

- 4 Chicorée-Köpfe, längs halbiert
- 2 Orangen, Saft und Abrieb
- 2 EL Olivenöl
- 1 EL Honig
- Salz und Pfeffer nach Geschmack
- Einige Walnüsse, grob gehackt, zum Garnieren

Zubereitung:

1. Grill vorheizen.
2. Chicorée mit etwas Olivenöl bestreichen und auf den Grill legen. Von jeder Seite 2-3 Minuten grillen, bis er leicht verkohlt ist.
3. Für die Vinaigrette Orangensaft, -abrieb, Honig und Olivenöl in einer kleinen Schüssel verrühren. Mit Salz und Pfeffer abschmecken.
4. Gegrillten Chicorée auf einer Platte anrichten, mit der Orangen-Vinaigrette beträufeln und mit Walnüssen bestreuen.
5. Sofort servieren.

Nährwertangaben (pro Portion): Kalorien: 140 kcal | Protein: 2 g | Kohlenhydrate: 10 g | Fett: 10 g | Ballaststoffe: 3 g | Zucker: 7 g

Fisch und Meeresfrüchtegerichte

81. Gegrillter Lachs mit Zitronen-Basilikum-Dressing

Zubereitungszeit: 10 Min. | Kochzeit: 15 Min. | Portionen: 4

Zutaten:

- 4 Lachsfilets (je etwa 150 g)
- 2 EL Olivenöl
- Salz und Pfeffer nach Geschmack
- Für das Dressing:
    - Saft und Zesten von 1 Zitrone
    - 1/4 Tasse frischer Basilikum, fein gehackt
    - 1/4 Tasse Olivenöl
    - 1 Knoblauchzehe, fein gehackt
    - Salz und Pfeffer nach Geschmack

Zubereitung:

1. Grill vorheizen.
2. Lachsfilets mit Olivenöl bestreichen und mit Salz und Pfeffer würzen.
3. Lachs auf dem Grill etwa 6-7 Minuten pro Seite grillen, oder bis der Fisch durchgegart ist.
4. Für das Dressing Zitronensaft, Zitronenzesten, Basilikum, Olivenöl und Knoblauch in einer kleinen Schüssel vermischen. Mit Salz und Pfeffer abschmecken.

5. Das fertig gegrillte Lachsfilet auf Teller anrichten und das Zitronen-Basilikum-Dressing darübergeben.
6. Sofort servieren.

Nährwertangaben (pro Portion): Kalorien: 350 kcal | Protein: 23 g | Kohlenhydrate: 1 g | Fett: 28 g | Ballaststoffe: 0 g | Zucker: 0 g

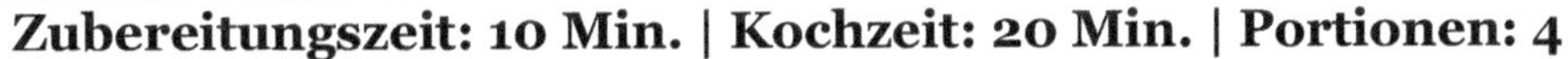

82. Kabeljau im Ofen mit Oliven-Tomaten-Salsa

Zubereitungszeit: 10 Min. | Kochzeit: 20 Min. | Portionen: 4

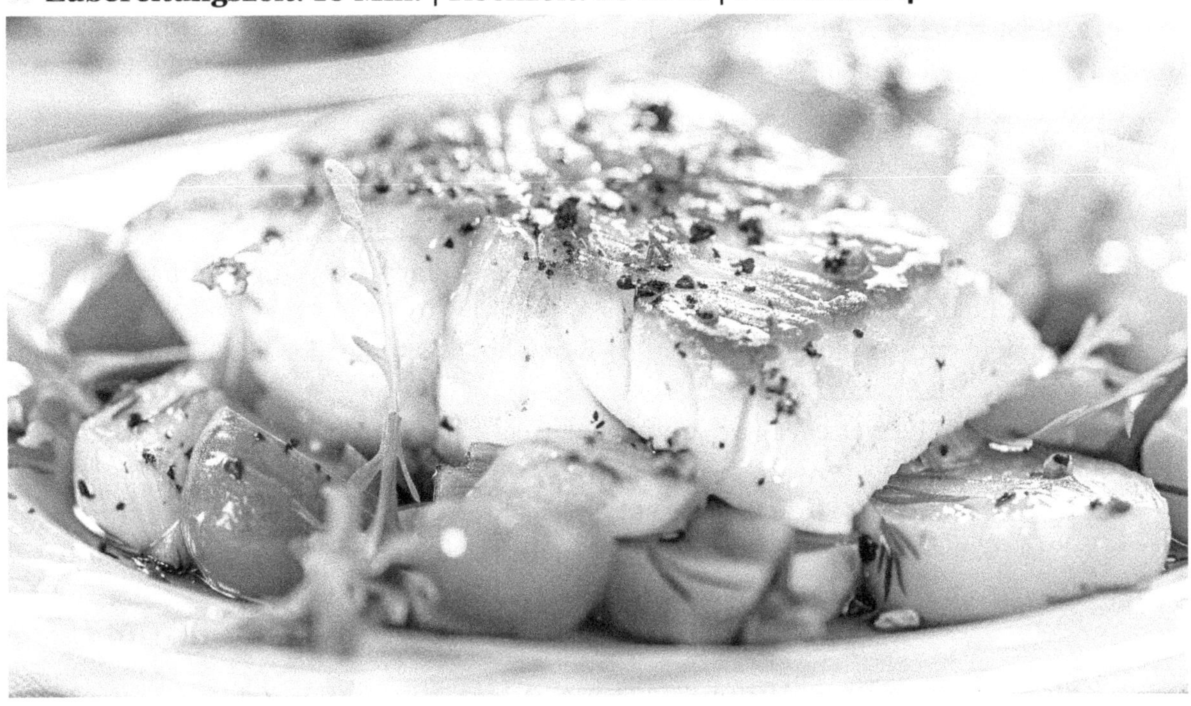

Zutaten:
- 4 Kabeljaufilets (je etwa 150 g)
- 2 EL Olivenöl
- 1 Tasse Kirschtomaten, halbiert
- 1/2 Tasse schwarze Oliven, entsteint und gehackt
- 1 kleine rote Zwiebel, fein gewürfelt
- 2 Knoblauchzehen, fein gehackt
- Saft von 1/2 Zitrone
- Frische Petersilie, gehackt
- Salz und Pfeffer nach Geschmack

Zubereitung:
1. Ofen auf 200°C vorheizen.
2. Kabeljaufilets mit 1 EL Olivenöl bestreichen und in eine Auflaufform legen. Mit Salz und Pfeffer würzen.
3. In einer Schüssel Kirschtomaten, Oliven, rote Zwiebel, Knoblauch, Zitronensaft und den restlichen Olivenöl vermischen.
4. Die Salsa über die Kabeljaufilets geben.
5. Im Ofen 15-20 Minuten backen, bis der Fisch vollständig gegart ist.
6. Mit frischer Petersilie bestreuen und sofort servieren.

Nährwertangaben (pro Portion): Kalorien: 220 kcal | Protein: 23 g | Kohlenhydrate: 5 g | Fett: 12 g | Ballaststoffe: 1 g | Zucker: 2 g

83. Zanderfilet auf Wildkräutersalat

Zubereitungszeit: 15 Min. | Kochzeit: 10 Min. | Portionen: 4

Zutaten:

- 4 Zanderfilets (je etwa 150 g)
- 2 EL Olivenöl
- 4 Tassen gemischte Wildkräuter (z.B. Rucola, Löwenzahn, junge Brennnessel)
- 1/4 Tasse Walnüsse, gehackt
- 2 EL Balsamico-Essig
- Salz und Pfeffer nach Geschmack

Zubereitung:

1. Eine Pfanne auf mittlere Hitze vorheizen und 1 EL Olivenöl hinzufügen.
2. Zanderfilets mit Salz und Pfeffer würzen und in der Pfanne 3-4 Minuten pro Seite braten, bis sie knusprig und durchgegart sind.
3. Wildkräuter mit Walnüssen, Balsamico-Essig und dem restlichen Olivenöl in einer Schüssel vermischen. Mit Salz und Pfeffer abschmecken.
4. Den Salat auf Teller verteilen und je ein Zanderfilet darauf anrichten.
5. Sofort servieren.

Nährwertangaben (pro Portion): Kalorien: 250 kcal | Protein: 24 g | Kohlenhydrate: 3 g | Fett: 15 g | Ballaststoffe: 2 g | Zucker: 1 g

84. Garnelen-Pfanne mit Brokkoli und Ingwer

Zubereitungszeit: 10 Min. | Kochzeit: 10 Min. | Portionen: 4

Zutaten:

- 400 g Garnelen, geschält und entdarmt
- 2 Tassen Brokkoli, in Röschen geschnitten
- 1 große Karotte, in dünne Streifen geschnitten
- 1 rote Paprika, in Streifen geschnitten
- 2 EL frischer Ingwer, fein gehackt
- 2 Knoblauchzehen, fein gehackt
- 2 EL Sojasauce (oder Tamari für eine glutenfreie Option)
- 1 EL Sesamöl
- 1 TL Chiliflocken (optional)
- Saft von 1 Limette
- Frischer Koriander, zum Garnieren
- Salz und Pfeffer nach Geschmack

Zubereitung:

1. Sesamöl in einer großen Pfanne oder einem Wok erhitzen.
2. Knoblauch und Ingwer hinzufügen und 1 Minute anbraten.
3. Brokkoli, Karotten und rote Paprika hinzufügen und 5 Minuten unter ständigem Rühren braten, bis das Gemüse bissfest ist.
4. Garnelen dazugeben und weiterbraten, bis sie rosa und vollständig gegart sind.

5. Sojasauce, Chiliflocken und Limettensaft einrühren. Mit Salz und Pfeffer abschmecken.
6. Vom Herd nehmen und mit frischem Koriander garnieren.
7. Heiß servieren.

Nährwertangaben (pro Portion): Kalorien: 200 kcal | Protein: 24 g | Kohlenhydrate: 8 g | Fett: 8 g | Ballaststoffe: 3 g | Zucker: 3 g

85. Forelle im Kräutermantel mit Zitronenbutter

Zubereitungszeit: 10 Min. | Kochzeit: 15 Min. | Portionen: 4

Zutaten:

- 4 Forellenfilets
- 1/4 Tasse frische Kräuter (Dill, Petersilie, Thymian), fein gehackt
- 4 EL Butter
- Schale und Saft von 1 Zitrone
- Salz und Pfeffer nach Geschmack
- 2 EL Olivenöl

Zubereitung:

1. Ofen auf 200°C vorheizen.
2. Forellenfilets salzen und pfeffern. Jedes Filet mit frischen Kräutern bestreuen.
3. In einer Pfanne Olivenöl erhitzen und die Filets auf jeder Seite kurz anbraten, nur um sie zu versiegeln.
4. Forellenfilets in eine Auflaufform legen. Butter in kleinen Stücken darauf verteilen und mit Zitronenschale und -saft beträufeln.
5. Im Ofen 10-12 Minuten backen, oder bis der Fisch leicht mit einer Gabel zu teilen ist.
6. Heiß servieren, mit der gebildeten Zitronenbutter übergießen.

Nährwertangaben (pro Portion): Kalorien: 320 kcal | Protein: 28 g | Kohlenhydrate: 1 g | Fett: 22 g | Ballaststoffe: 0 g | Zucker: 0 g

86. Gebackene Muscheln mit Kräuterkruste

Zubereitungszeit: 20 Min. | Kochzeit: 10 Min. | Portionen: 4

Zutaten:

- 24 Muscheln, gereinigt und geöffnet
- 1/2 Tasse Paniermehl
- 1/4 Tasse Parmesan, gerieben
- 1/4 Tasse frische Petersilie, gehackt
- 3 Knoblauchzehen, fein gehackt
- 4 EL Olivenöl
- Zitronenspalten zum Servieren

Zubereitung:

1. Ofen auf 220°C vorheizen.
2. In einer Schüssel Paniermehl, Parmesan, Petersilie und Knoblauch mischen. Olivenöl einrühren, bis die Mischung leicht feucht ist.
3. Jede Muschel mit der Kräutermischung füllen und auf ein Backblech legen.
4. Im Ofen 8-10 Minuten backen, bis die Kruste goldbraun und knusprig ist.
5. Heiß servieren, mit Zitronenspalten garnieren.

Nährwertangaben (pro Portion): Kalorien: 250 kcal | Protein: 15 g | Kohlenhydrate: 15 g | Fett: 15 g | Ballaststoffe: 1 g | Zucker: 1 g

87. Thunfischsteak mit Avocado-Salsa

Zubereitungszeit: 15 Min. | Kochzeit: 6 Min. | Portionen: 4

Zutaten:

- 4 Thunfischsteaks (je ca. 150 g)
- 2 reife Avocados, gewürfelt
- 1 kleine rote Zwiebel, fein gewürfelt
- 1 Jalapeño, entkernt und fein gehackt
- Saft von 2 Limetten
- 1/4 Tasse frischer Koriander, gehackt
- 2 EL Olivenöl
- Salz und Pfeffer nach Geschmack

Zubereitung:

1. Für die Salsa Avocados, rote Zwiebel, Jalapeño, Limettensaft und Koriander in einer Schüssel mischen. Mit Salz abschmecken und beiseite stellen.
2. Thunfischsteaks mit Olivenöl bestreichen und mit Salz und Pfeffer würzen.
3. Eine Grillpfanne auf hohe Temperatur vorheizen und die Steaks jeweils 2-3 Minuten pro Seite grillen, je nach gewünschter Garstufe.
4. Die gegrillten Steaks auf Teller legen und großzügig mit der Avocado-Salsa toppen.
5. Sofort servieren.

Nährwertangaben (pro Portion): Kalorien: 350 kcal | Protein: 25 g | Kohlenhydrate: 9 g | Fett: 25 g | Ballaststoffe: 5 g | Zucker: 2 g

88. Lachs-Ceviche mit Mango und Limette

Zubereitungszeit: 15 Min. | Marinierzeit: 3 Std. | Portionen: 4

Zutaten:

- 500 g frischer Lachs, in kleine Würfel geschnitten
- 1 reife Mango, in kleine Würfel geschnitten
- Saft von 4 Limetten
- 1 rote Zwiebel, fein gehackt
- 1/2 rote Paprika, fein gewürfelt
- 1/4 Tasse frischer Koriander, gehackt
- 1 Chili, entkernt und fein gehackt
- Salz und Pfeffer nach Geschmack

Zubereitung:

1. Lachs in einer Schüssel mit Limettensaft bedecken, sodass alle Stücke gut benetzt sind. Abdecken und für mindestens 3 Stunden im Kühlschrank marinieren lassen.
2. Mango, rote Zwiebel, rote Paprika, Koriander und Chili in einer großen Schüssel mischen.
3. Den marinierten Lachs abtropfen lassen und zur Mangomischung geben. Alles vorsichtig vermischen.
4. Mit Salz und Pfeffer abschmecken und kalt servieren.

Nährwertangaben (pro Portion): Kalorien: 250 kcal | Protein: 23 g | Kohlenhydrate: 15 g | Fett: 10 g | Ballaststoffe: 2 g | Zucker: 12 g

89. Krabben mit Knoblauch und Petersilie

Zubereitungszeit: 10 Min. | Kochzeit: 5 Min. | Portionen: 4

Zutaten:

- 500 g Krabbenfleisch, frisch oder aufgetaut
- 4 Knoblauchzehen, fein gehackt
- 1/4 Tasse frische Petersilie, gehackt
- 3 EL Olivenöl
- Saft von 1 Zitrone
- Salz und Pfeffer nach Geschmack

Zubereitung:

1. Olivenöl in einer Pfanne erhitzen und den Knoblauch darin kurz anbraten, bis er duftet.
2. Krabben hinzufügen und 2-3 Minuten braten, bis sie durchgehend heiß sind.
3. Vom Herd nehmen und mit Zitronensaft, Petersilie, Salz und Pfeffer vermischen.
4. Sofort servieren, idealerweise mit frischem Baguette.

Nährwertangaben (pro Portion): Kalorien: 180 kcal | Protein: 24 g | Kohlenhydrate: 1 g | Fett: 8 g | Ballaststoffe: 0 g | Zucker: 0 g

90. Seezunge Rollen mit Spinatfüllung

Zubereitungszeit: 20 Min. | Kochzeit: 15 Min. | Portionen: 4

Zutaten:

- 4 Seezungenfilets, entgrätet
- 2 Tassen frischer Spinat, grob gehackt
- 1/4 Tasse Feta, zerkrümelt
- 2 Knoblauchzehen, fein gehackt
- 1 EL Olivenöl
- Salz und Pfeffer nach Geschmack
- Zitronenscheiben zur Garnierung

Zubereitung:

1. Ofen auf 180°C vorheizen.
2. Olivenöl in einer Pfanne erhitzen. Knoblauch und Spinat hinzufügen und dünsten, bis der Spinat zusammenfällt.
3. Spinat vom Herd nehmen, Feta untermischen und mit Salz und Pfeffer würzen.
4. Jedes Seezungenfilet flach auslegen, mit der Spinat-Feta-Mischung belegen und vorsichtig aufrollen.
5. Die Rollen mit der Nahtseite nach unten in eine geölte Backform legen.
6. Im Ofen etwa 15 Minuten backen, bis der Fisch durchgegart ist.
7. Mit Zitronenscheiben garnieren und servieren.

Nährwertangaben (pro Portion): Kalorien: 220 kcal | Protein: 28 g | Kohlenhydrate: 3 g | Fett: 10 g | Ballaststoffe: 1 g | Zucker: 1 g

91. Jakobsmuscheln mit Safranrisotto

Zubereitungszeit: 20 Min. | Kochzeit: 30 Min. | Portionen: 4

Zutaten:

- 12 große Jakobsmuscheln

- 1 Tasse Arborio-Reis
- 3 Tassen Fischbrühe
- 1 kleine Zwiebel, fein gewürfelt
- 1/4 Tasse Weißwein
- 1 TL Safranfäden
- 2 EL Butter
- 2 EL Olivenöl
- Salz und Pfeffer nach Geschmack
- Frische Petersilie, zum Garnieren

Zubereitung:

1. In einem Topf 1 EL Butter und Olivenöl erhitzen. Zwiebeln dünsten, bis sie glasig sind.
2. Reis hinzufügen und kurz anbraten, bis er leicht glasig ist.
3. Mit Weißwein ablöschen, Safran hinzufügen.
4. Nach und nach die heiße Fischbrühe hinzugeben, dabei ständig rühren, bis der Reis die Flüssigkeit aufgenommen hat und cremig ist.
5. In einer separaten Pfanne die restliche Butter erhitzen und die Jakobsmuscheln von jeder Seite 1-2 Minuten anbraten, bis sie goldbraun sind.
6. Risotto mit Jakobsmuscheln anrichten, mit frischer Petersilie garnieren und servieren.

Nährwertangaben (pro Portion): Kalorien: 380 kcal | Protein: 18 g | Kohlenhydrate: 45 g | Fett: 12 g | Ballaststoffe: 1 g | Zucker: 2 g

92. Seeteufel-Medaillons mit Kapern-Vinaigrette

Zubereitungszeit: 10 Min. | Kochzeit: 10 Min. | Portionen: 4

Zutaten:

- 4 Seeteufel-Medaillons (je ca. 150 g)
- 2 EL Olivenöl
- Für die Vinaigrette:
    - 1/4 Tasse Olivenöl
    - 2 EL Weißweinessig
    - 1 EL Kapern, gehackt
    - 1 Schalotte, fein gewürfelt
    - 1 TL Dijon-Senf
    - Salz und Pfeffer nach Geschmack

Zubereitung:

1. Seeteufel-Medaillons salzen und pfeffern.
2. Olivenöl in einer Pfanne erhitzen und die Medaillons von jeder Seite etwa 3-4 Minuten braten, bis sie durchgegart sind.
3. Für die Vinaigrette alle Zutaten in einer kleinen Schüssel verrühren.
4. Die Medaillons auf Teller anrichten und die Kapern-Vinaigrette darübergeben.
5. Sofort servieren.

Nährwertangaben (pro Portion): Kalorien: 300 kcal | Protein: 23 g | Kohlenhydrate: 1 g | Fett: 22 g | Ballaststoffe: 0 g | Zucker: 0 g

93. Geräucherter Makrele-Salat mit Rucola und Orangen

Zubereitungszeit: 10 Min. | Kochzeit: 0 Min. | Portionen: 4

Zutaten:

- 300 g geräucherte Makrele, in Stücke gezupft
- 2 Orangen, filetiert
- 3 Tassen Rucola
- 1 kleine rote Zwiebel, in dünne Ringe geschnitten
- 2 EL Olivenöl
- 1 EL Weißweinessig
- Salz und schwarzer Pfeffer nach Geschmack

Zubereitung:

1. Rucola, Orangenfilets und rote Zwiebel in einer großen Salatschüssel vermischen.
2. Geräucherte Makrele vorsichtig unterheben.
3. Olivenöl und Weißweinessig darüber träufeln.
4. Mit Salz und Pfeffer abschmecken und gut vermischen.
5. Sofort servieren, ideal als leichtes Mittagessen oder Vorspeise.

Nährwertangaben (pro Portion): Kalorien: 220 kcal | Protein: 20 g | Kohlenhydrate: 10 g | Fett: 12 g | Ballaststoffe: 2 g | Zucker: 8 g

94. Büsumer Krabben auf Röstbrot

Zubereitungszeit: 5 Min. | Kochzeit: 5 Min. | Portionen: 4

Zutaten:

- 200 g frische Büsumer Krabben
- 4 Scheiben Vollkornbrot
- 2 EL Butter
- 1 Bund Schnittlauch, fein gehackt
- Saft von 1 Zitrone
- Salz und frisch gemahlener schwarzer Pfeffer

Zubereitung:

1. Vollkornbrot toasten und noch warm mit Butter bestreichen.
2. Krabben gleichmäßig auf den gebutterten Toasts verteilen.
3. Mit Schnittlauch bestreuen und etwas Zitronensaft darüber träufeln.
4. Mit Salz und Pfeffer würzen und sofort servieren.

Nährwertangaben (pro Portion): Kalorien: 180 kcal | Protein: 15 g | Kohlenhydrate: 15 g | Fett: 7 g | Ballaststoffe: 2 g | Zucker: 2 g

95. Sardinen in Zitronen-Olivenöl-Marinade

Zubereitungszeit: 10 Min. | Marinierzeit: 2 Std. | Portionen: 4

Zutaten:

- 8 frische Sardinen, ausgenommen und filetiert
- 1/2 Tasse Olivenöl
- Saft und Zesten von 2 Zitronen
- 2 Knoblauchzehen, fein gehackt

- 1 TL getrockneter Oregano
- Salz und Pfeffer nach Geschmack

Zubereitung:

1. Sardinenfilets in einer flachen Schale auslegen.
2. Olivenöl, Zitronensaft, Zitronenzesten, Knoblauch und Oregano in einer kleinen Schüssel verrühren.
3. Die Marinade über die Sardinen gießen, sicherstellen, dass alle Filets bedeckt sind.
4. Abdecken und mindestens 2 Stunden im Kühlschrank marinieren lassen.
5. Sardinen aus der Marinade nehmen und auf einem heißen Grill oder in einer Grillpfanne 2-3 Minuten pro Seite grillen.
6. Mit frischem Brot und einem grünen Salat servieren.

Nährwertangaben (pro Portion): Kalorien: 250 kcal | Protein: 20 g | Kohlenhydrate: 1 g | Fett: 18 g | Ballaststoffe: 0 g | Zucker: 0 g

96. Meeresfrüchte-Paella mit Safran

Zubereitungszeit: 20 Min. | Kochzeit: 40 Min. | Portionen: 6

Zutaten:

- 200 g Garnelen, geschält und entdarmt
- 200 g Muscheln, gereinigt
- 200 g Tintenfischringe
- 1 Tasse Paella-Reis (oder Arborio-Reis)
- 1 rote Paprika, in Streifen geschnitten
- 1 grüne Paprika, in Streifen geschnitten
- 1 große Zwiebel, fein gehackt
- 3 Knoblauchzehen, fein gehackt
- 400 g Tomaten, gewürfelt
- 4 Tassen Fischbrühe
- 1/2 TL Safranfäden
- 100 g Erbsen, frisch oder gefroren
- 3 EL Olivenöl
- Salz und Pfeffer nach Geschmack
- Frische Petersilie, zum Garnieren
- Zitronenspalten zum Servieren

Zubereitung:

1. Olivenöl in einer großen Pfanne oder einem Paella-Pfanne erhitzen.
2. Zwiebel und Knoblauch darin anbraten, bis sie glasig sind.
3. Paprika hinzufügen und ein paar Minuten mitbraten.
4. Reis hinzugeben und unter Rühren kurz mit anbraten, sodass der Reis die Aromen aufnimmt.
5. Tomaten und Safran dazugeben und gut umrühren.
6. Fischbrühe angießen und zum Kochen bringen.
7. Die Hitze reduzieren und die Paella ca. 25 Minuten köcheln lassen.
8. Garnelen, Muscheln und Tintenfischringe darauf verteilen und weitere 15 Minuten garen, bis die Meeresfrüchte durchgegart sind und der Reis weich ist.
9. Erbsen in den letzten 5 Minuten hinzufügen.
10. Mit Salz und Pfeffer abschmecken.

11. Mit frischer Petersilie bestreuen und mit Zitronenspalten servieren.

Nährwertangaben (pro Portion): Kalorien: 350 kcal | Protein: 25 g | Kohlenhydrate: 40 g | Fett: 10 g | Ballaststoffe: 4 g | Zucker: 4 g

97. Garnelen in Kokosmilch mit Zitronengras

Zubereitungszeit: 10 Min. | Kochzeit: 20 Min. | Portionen: 4

Zutaten:

- 400 g Garnelen, geschält und entdarmt
- 1 Dose Kokosmilch (400 ml)
- 2 Stängel Zitronengras, fein gehackt
- 1 rote Chilischote, entkernt und fein gehackt
- 1 Stück Ingwer (ca. 2 cm), fein gehackt
- 2 Knoblauchzehen, fein gehackt
- 2 EL Fischsauce
- 1 EL Limettensaft
- 1 TL Zucker
- 2 EL Pflanzenöl
- Frischer Koriander, zum Garnieren

Zubereitung:

1. Öl in einer großen Pfanne erhitzen.
2. Zitronengras, Chili, Ingwer und Knoblauch hinzufügen und 2 Minuten anbraten.
3. Garnelen dazugeben und etwa 2-3 Minuten braten, bis sie rosa werden.
4. Kokosmilch, Fischsauce, Limettensaft und Zucker hinzufügen.
5. Alles zum Kochen bringen, dann die Hitze reduzieren und 10-15 Minuten köcheln lassen.
6. Mit frischem Koriander garnieren und heiß servieren.

Nährwertangaben (pro Portion): Kalorien: 300 kcal | Protein: 24 g | Kohlenhydrate: 6 g | Fett: 20 g | Ballaststoffe: 0 g | Zucker: 3 g

98. Dorade in der Salzkruste

Zubereitungszeit: 20 Min. | Kochzeit: 40 Min. | Portionen: 4 Zutaten:

- 2 ganze Doraden (je ca. 500 g), ausgenommen und geschuppt
- 4 kg grobes Meersalz
- 4 Eiweiß
- 1 Bund frischer Thymian
- 1 Zitrone, in Scheiben geschnitten
- 2 Knoblauchzehen, ungeschält
- 2 EL Olivenöl

Zubereitung:

1. Ofen auf 200°C vorheizen.
2. In einer großen Schüssel das Salz mit den Eiweißen vermischen, um eine feuchte, formbare Masse zu erhalten.
3. Ein Drittel der Salzmischung auf ein Backblech geben und eine Salzbett formen.
4. Fische mit Thymian, Zitronenscheiben und Knoblauch füllen und auf das Salzbett legen.
5. Restliches Salz über die Fische geben und fest andrücken, sodass die Fische vollständig bedeckt sind.

6. Im Ofen ca. 40 Minuten backen.
7. Die Salzkruste vorsichtig aufbrechen und entfernen.
8. Fische filetieren, mit Olivenöl beträufeln und servieren.

Nährwertangaben (pro Portion): Kalorien: 320 kcal | Protein: 48 g | Kohlenhydrate: 0 g | Fett: 14 g | Ballaststoffe: 0 g | Zucker: 0 g

99. Räucherlachs mit Dill und Meerrettichcreme

Zubereitungszeit: 10 Min. | Kochzeit: 0 Min. | Portionen: 4 Zutaten:

- 200 g Räucherlachs, in Scheiben geschnitten
- 1/4 Tasse Crème fraîche
- 1 EL Meerrettich, frisch gerieben
- 1 EL Dill, fein gehackt
- Zitronenspalten zum Servieren
- Salz und Pfeffer nach Geschmack

Zubereitung:

1. Crème fraîche mit Meerrettich und Dill in einer kleinen Schüssel vermischen. Mit Salz und Pfeffer abschmecken.
2. Räucherlachs auf einer Servierplatte anrichten.
3. Meerrettichcreme über den Lachs träufeln oder separat als Dip servieren.
4. Mit Zitronenspalten garnieren und frisch servieren.

Nährwertangaben (pro Portion): Kalorien: 150 kcal | Protein: 12 g | Kohlenhydrate: 2 g | Fett: 10 g | Ballaststoffe: 0 g | Zucker: 1 g

100. Gebratene Garnelen mit Chili und Knoblauch

Zubereitungszeit: 5 Min. | Kochzeit: 5 Min. | Portionen: 4

Zutaten:

- 400 g Garnelen, geschält und entdarmt
- 2 Knoblauchzehen, fein gehackt
- 1 rote Chili, entkernt und fein geschnitten
- 2 EL Olivenöl
- Saft von 1 Limette
- Frischer Koriander, zum Garnieren
- Salz und Pfeffer nach Geschmack

Zubereitung:

1. Olivenöl in einer großen Pfanne erhitzen.
2. Knoblauch und Chili hinzufügen und 1 Minute anbraten, bis sie aromatisch sind.
3. Garnelen hinzufügen und 2-3 Minuten braten, bis sie rosa und vollständig gegart sind.
4. Mit Limettensaft beträufeln und mit Salz und Pfeffer würzen.
5. Vor dem Servieren mit frischem Koriander garnieren.

Nährwertangaben (pro Portion): Kalorien: 170 kcal | Protein: 24 g | Kohlenhydrate: 2 g | Fett: 7 g | Ballaststoffe: 0 g | Zucker: 1 g

101. Skrei mit Senfsauce

Zubereitungszeit: 10 Min. | Kochzeit: 15 Min. | Portionen: 4

Zutaten:

- 4 Skrei-Filets (je ca. 150 g)
- 2 EL Olivenöl
- 1/4 Tasse Sahne
- 2 EL Dijon-Senf
- 1 Schalotte, fein gewürfelt
- 1 EL Butter
- Salz und Pfeffer nach Geschmack
- Frische Petersilie, zum Garnieren

Zubereitung:

1. Ofen auf 180°C vorheizen.
2. Skrei-Filets salzen und pfeffern.
3. Olivenöl in einer Pfanne erhitzen und die Filets auf jeder Seite kurz anbraten, dann in eine Auflaufform geben.
4. In derselben Pfanne die Schalotte in Butter weich dünsten.
5. Sahne und Senf dazugeben und gut verrühren. Bei mittlerer Hitze köcheln lassen, bis die Sauce eindickt.
6. Sauce über die Skrei-Filets gießen.
7. Im Ofen 10-12 Minuten backen, bis der Fisch gar ist.
8. Mit frischer Petersilie garnieren und servieren.

Nährwertangaben (pro Portion): Kalorien: 280 kcal | Protein: 25 g | Kohlenhydrate: 2 g | Fett: 18 g | Ballaststoffe: 0 g | Zucker: 1 g

102. Scholle Finkenwerder Art

Zubereitungszeit: 15 Min. | Kochzeit: 10 Min. | Portionen: 4

Zutaten:

- 4 Schollenfilets
- 100 g Speck, gewürfelt
- 1 Zwiebel, fein gewürfelt
- 2 EL Butter
- 1 Bund Petersilie, fein gehackt
- Salz und Pfeffer nach Geschmack
- Zitronenscheiben zum Servieren

Zubereitung:

1. Schollenfilets salzen und pfeffern.
2. Butter in einer großen Pfanne erhitzen.
3. Speck und Zwiebel hinzufügen und bei mittlerer Hitze braten, bis der Speck knusprig und die Zwiebeln golden sind.
4. Schollenfilets in die Pfanne geben und auf jeder Seite 2-3 Minuten braten, bis sie durchgegart und leicht gebräunt sind.
5. Mit Petersilie bestreuen und in der Pfanne kurz schwenken.

6. Auf Tellern anrichten und mit Zitronenscheiben servieren.

Nährwertangaben (pro Portion): Kalorien: 280 kcal | Protein: 25 g | Kohlenhydrate: 1 g | Fett: 20 g | Ballaststoffe: 0 g | Zucker: 0 g

103. Sushi-Rollen mit basischen Algen

Zubereitungszeit: 30 Min. | Kochzeit: 20 Min. | Portionen: 4

Zutaten:

- 200 g Sushi-Reis
- 300 ml Wasser
- 3 EL Reisessig
- 1 TL Zucker
- 1/2 TL Salz
- 4 Noriblätter
- 100 g frischer Lachs, in Streifen geschnitten
- 1 Avocado, in Streifen geschnitten
- 1 Gurke, entkernt und in Streifen geschnitten
- Sojasauce zum Dippen

Zubereitung:

1. Sushi-Reis unter kaltem Wasser abspülen, bis das Wasser klar bleibt.
2. Reis mit Wasser in einem Topf zum Kochen bringen, dann die Hitze reduzieren und 18-20 Minuten köcheln lassen.
3. Reisessig mit Zucker und Salz mischen und unter den noch warmen Reis rühren. Abkühlen lassen.
4. Noriblätter auf eine Sushi-Matte legen, dünn mit Reis belegen, dabei einen Rand frei lassen.
5. Lachs, Avocado und Gurke auf den Reis legen.
6. Die Matte vorsichtig nutzen, um die Noriblätter zu Rollen zu formen. Die freie Kante mit etwas Wasser befeuchten, um das Noriblatt zu versiegeln.
7. Die Rollen in gleichmäßige Stücke schneiden und mit Sojasauce servieren.

Nährwertangaben (pro Portion): Kalorien: 350 kcal | Protein: 10 g | Kohlenhydrate: 45 g | Fett: 15 g | Ballaststoffe: 4 g | Zucker: 3 g

104. Miesmuscheln in Weißweinsud

Zubereitungszeit: 10 Min. | Kochzeit: 10 Min. | Portionen: 4

Zutaten:

- 1 kg Miesmuscheln, gereinigt
- 1 Tasse Weißwein
- 2 Knoblauchzehen, fein gehackt
- 1 kleine Zwiebel, fein gewürfelt
- 2 EL Petersilie, gehackt
- 2 EL Butter
- Salz und Pfeffer nach Geschmack

Zubereitung:

1. Butter in einem großen Topf erhitzen.
2. Knoblauch und Zwiebel hinzufügen und 2 Minuten dünsten.
3. Weißwein hinzufügen und zum Kochen bringen.

4. Miesmuscheln in den Topf geben, abdecken und 5-7 Minuten kochen, bis alle Muscheln geöffnet sind.
5. Mit Salz und Pfeffer würzen, mit Petersilie bestreuen.
6. In einer großen Schüssel servieren, idealerweise mit frischem Baguette.

Nährwertangaben (pro Portion): Kalorien: 200 kcal | Protein: 20 g | Kohlenhydrate: 10 g | Fett: 7 g | Ballaststoffe: 0 g | Zucker: 2 g

105. Seebarsch mit Fenchel und Orange

Zubereitungszeit: 15 Min. | Kochzeit: 20 Min. | Portionen: 4

Zutaten:
- 4 Seebarschfilets (je ca. 150 g)
- 2 Fenchelknollen, in dünne Scheiben geschnitten
- 2 Orangen, filetiert
- 2 EL Olivenöl
- Salz und Pfeffer nach Geschmack
- Frischer Dill zum Garnieren

Zubereitung:
1. Ofen auf 200°C vorheizen.
2. Fenchelscheiben in einer Auflaufform verteilen, mit Olivenöl beträufeln und salzen.
3. Seebarschfilets auf den Fenchel legen, mit Salz und Pfeffer würzen.
4. Orangenfilets über den Fisch legen.
5. Im Ofen 15-20 Minuten backen, bis der Fisch durchgegart ist.
6. Mit frischem Dill garnieren und servieren.

Nährwertangaben (pro Portion): Kalorien: 280 kcal | Protein: 25 g | Kohlenhydrate: 10 g | Fett: 15 g | Ballaststoffe: 3 g | Zucker: 7 g

106. Lachstatar mit Avocado und Wasabi

Zubereitungszeit: 15 Min. | Kochzeit: 0 Min. | Portionen: 4

Zutaten:
- 300 g frisches Lachsfilet, fein gewürfelt
- 1 reife Avocado, gewürfelt
- 1 TL Wasabi-Paste
- 1 EL Sojasauce
- 1 EL Sesamöl
- 1/2 kleine rote Zwiebel, fein gewürfelt
- Frischer Koriander, fein gehackt
- Salz und Pfeffer nach Geschmack

Zubereitung:
1. In einer Schüssel Lachs, Avocado, rote Zwiebel und Koriander vorsichtig vermischen.
2. In einer kleinen Schale Wasabi, Sojasauce und Sesamöl zu einer glatten Sauce rühren.
3. Sauce über die Lachs-Avocado-Mischung geben und vorsichtig unterheben, bis alles gut kombiniert ist.
4. Mit Salz und Pfeffer abschmecken.
5. In kleinen Portionsschalen anrichten und sofort servieren.

Nährwertangaben (pro Portion): Kalorien: 240 kcal | Protein: 18 g | Kohlenhydrate: 5 g | Fett: 16 g | Ballaststoffe: 3 g | Zucker: 1 g

107. Pangasiusfilet auf Zucchinibett

Zubereitungszeit: 10 Min. | Kochzeit: 20 Min. | Portionen: 4

Zutaten:

- 4 Pangasiusfilets
- 2 große Zucchini, mit einem Spiralschneider zu Nudeln verarbeitet
- 2 Knoblauchzehen, fein gehackt
- 2 EL Olivenöl
- Saft von 1 Zitrone
- Salz und Pfeffer nach Geschmack
- Frische Petersilie, gehackt

Zubereitung:

1. Ofen auf 180°C vorheizen.
2. Olivenöl in einer Pfanne erhitzen und den Knoblauch kurz anbraten.
3. Zucchininudeln hinzufügen und 3-4 Minuten dünsten, bis sie weich sind.
4. Pangasiusfilets mit Salz und Pfeffer würzen und auf das Zucchinibett legen.
5. Mit Zitronensaft beträufeln und im Ofen 15-20 Minuten backen, bis der Fisch durchgegart ist.
6. Mit frischer Petersilie bestreuen und servieren.

Nährwertangaben (pro Portion): Kalorien: 220 kcal | Protein: 25 g | Kohlenhydrate: 6 g | Fett: 11 g | Ballaststoffe: 2 g | Zucker: 3 g

108. Calamari mit Tomaten und Basilikum

Zubereitungszeit: 10 Min. | Kochzeit: 10 Min. | Portionen: 4

Zutaten:

- 400 g Calamari, gereinigt und in Ringe geschnitten
- 2 Tassen Kirschtomaten, halbiert
- 1/4 Tasse frischer Basilikum, gehackt
- 3 Knoblauchzehen, fein gehackt
- 2 EL Olivenöl
- Salz und Pfeffer nach Geschmack

Zubereitung:

1. Olivenöl in einer großen Pfanne erhitzen.
2. Knoblauch hinzufügen und kurz anbraten.
3. Calamari hinzufügen und 2-3 Minuten kochen, bis sie fest und durchsichtig sind.
4. Tomaten und Basilikum hinzufügen und weitere 2 Minuten kochen, bis die Tomaten weich sind.
5. Mit Salz und Pfeffer abschmecken und heiß servieren.

Nährwertangaben (pro Portion): Kalorien: 180 kcal | Protein: 18 g | Kohlenhydrate: 8 g | Fett: 9 g | Ballaststoffe: 2 g | Zucker: 4 g

109. Wolfsbarschfilet mit Kräuterkruste

Zubereitungszeit: 15 Min. | Kochzeit: 20 Min. | Portionen: 4

Zutaten:

- 4 Wolfsbarschfilets (je ca. 150 g)
- 1/2 Tasse frische Kräuter (Petersilie, Dill, Thymian), fein gehackt
- 2 EL Paniermehl
- 2 EL Parmesan, fein gerieben
- 2 Knoblauchzehen, fein gehackt
- 4 EL Olivenöl
- Salz und Pfeffer nach Geschmack

Zubereitung:

1. Ofen auf 200°C vorheizen.
2. In einer kleinen Schüssel Kräuter, Paniermehl, Parmesan, Knoblauch und 2 EL Olivenöl vermischen, bis eine krümelige Masse entsteht.
3. Wolfsbarschfilets mit Salz und Pfeffer würzen, auf ein mit Backpapier ausgelegtes Backblech legen.
4. Die Kräutermischung gleichmäßig auf den Filets verteilen.
5. Im Ofen 15-20 Minuten backen, bis die Kruste goldbraun und knusprig ist.
6. Heiß servieren.

Nährwertangaben (pro Portion): Kalorien: 280 kcal | Protein: 25 g | Kohlenhydrate: 8 g | Fett: 16 g | Ballaststoffe: 1 g | Zucker: 1 g

110. Hummerschwänze mit Kräuterbutter

Zubereitungszeit: 10 Min. | Kochzeit: 15 Min. | Portionen: 4

Zutaten:

- 4 Hummerschwänze, längs halbiert
- 100 g weiche Butter
- 1 Knoblauchzehe, fein gehackt
- 2 EL frische Petersilie, fein gehackt
- 1 TL Zitronensaft
- Salz und Pfeffer nach Geschmack

Zubereitung:

1. Ofen auf 200°C vorheizen.
2. Butter mit Knoblauch, Petersilie, Zitronensaft, Salz und Pfeffer vermischen.
3. Jeden Hummerschwanz mit einer großzügigen Menge der Kräuterbutter bestreichen.
4. Hummerschwänze auf ein Backblech legen und im Ofen 12-15 Minuten backen, bis das Fleisch undurchsichtig und die Butter schäumend ist.
5. Heiß servieren, idealerweise mit frischem Baguette oder einem leichten Salat.

Nährwertangaben (pro Portion): Kalorien: 290 kcal | Protein: 23 g | Kohlenhydrate: 1 g | Fett: 22 g | Ballaststoffe: 0 g | Zucker: 0 g

111. Schwertfischsteaks mit Zitrone und Rosmarin

Zubereitungszeit: 10 Min. | Kochzeit: 10 Min. | Portionen: 4

Zutaten:

- 4 Schwertfischsteaks (je etwa 200 g)
- 2 EL Olivenöl
- Saft und Zesten von 1 Zitrone

- 1 EL frischer Rosmarin, gehackt
- Salz und schwarzer Pfeffer nach Geschmack

Zubereitung:

1. Schwertfischsteaks mit Salz und Pfeffer würzen.
2. Olivenöl in einer Grillpfanne erhitzen und die Steaks von jeder Seite 3-4 Minuten braten, je nach Dicke, bis sie durchgegart sind.
3. In den letzten 2 Minuten der Garzeit Zitronensaft, -zesten und Rosmarin über die Steaks geben.
4. Heiß servieren, idealerweise mit einem frischen Gemüsesalat oder gegrillten Gemüse.

Nährwertangaben (pro Portion): Kalorien: 280 kcal | Protein: 34 g | Kohlenhydrate: 1 g | Fett: 15 g | Ballaststoffe: 0 g | Zucker: 0 g

112. Pochierte Austern mit Fenchelsalat

Zubereitungszeit: 15 Min. | Kochzeit: 5 Min. | Portionen: 4

Zutaten:

- 12 frische Austern, geöffnet
- 1/2 Tasse Weißwein
- 1 kleine Fenchelknolle, dünn geschnitten
- 1/4 Tasse Apfelessig
- 1 EL Zucker
- 2 EL Olivenöl
- Frischer Dill, gehackt
- Salz und Pfeffer nach Geschmack

Zubereitung:

1. Fenchel mit Apfelessig, Zucker, Olivenöl, Salz und Pfeffer in einer Schüssel mischen. Beiseite stellen.
2. Weißwein in einem kleinen Topf zum Köcheln bringen.
3. Austern vorsichtig in den Wein geben und 2-3 Minuten pochieren, bis sie gerade fest sind.
4. Austern mit einem Schaumlöffel herausnehmen und auf Teller verteilen.
5. Mit Fenchelsalat anrichten und mit frischem Dill garnieren.
6. Sofort servieren.

Nährwertangaben (pro Portion): Kalorien: 200 kcal | Protein: 10 g | Kohlenhydrate: 10 g | Fett: 10 g | Ballaststoffe: 2 g | Zucker: 4 g

113. Garnelen-Tomaten-Spieße vom Grill

Zubereitungszeit: 15 Min. | Kochzeit: 10 Min. | Portionen: 4

Zutaten:

- 400 g große Garnelen, geschält und entdarmt
- 16 Kirschtomaten
- 2 EL Olivenöl
- 1 TL getrockneter Oregano
- 1 Knoblauchzehe, fein gehackt
- Salz und Pfeffer nach Geschmack
- Frischer Basilikum, zum Garnieren

Zubereitung:

1. Garnelen und Tomaten abwechselnd auf Spieße stecken.

2. Olivenöl mit Oregano, Knoblauch, Salz und Pfeffer vermischen.

3. Die Spieße mit der Ölmischung bestreichen.

4. Auf einem heißen Grill etwa 2-3 Minuten pro Seite grillen, bis die Garnelen rosa und vollständig gegart sind.

5. Mit frischem Basilikum garnieren und heiß servieren.

Nährwertangaben (pro Portion): Kalorien: 180 kcal | Protein: 24 g | Kohlenhydrate: 4 g | Fett: 8 g | Ballaststoffe: 1 g | Zucker: 2 g

114. Seeteufelbäckchen mit Pilzragout

Zubereitungszeit: 15 Min. | Kochzeit: 20 Min. | Portionen: 4

Zutaten:

- 400 g Seeteufelbäckchen
- 300 g gemischte Pilze, grob gehackt
- 1 Schalotte, fein gewürfelt
- 2 Knoblauchzehen, fein gehackt
- 1/2 Tasse Weißwein
- 1/4 Tasse Sahne
- 2 EL frischer Thymian, gehackt
- 2 EL Olivenöl
- Salz und Pfeffer nach Geschmack

Zubereitung:

1. Olivenöl in einer großen Pfanne erhitzen.
2. Schalotte und Knoblauch dazugeben und anbraten, bis sie glasig sind.
3. Pilze hinzufügen und kochen, bis sie weich und goldbraun sind.
4. Weißwein eingießen und reduzieren lassen.
5. Sahne und Thymian einrühren und die Sauce leicht eindicken lassen.
6. Seeteufelbäckchen hinzufügen und 5-7 Minuten garen, bis sie vollständig durchgegart sind.
7. Mit Salz und Pfeffer abschmecken.
8. Heiß servieren, idealerweise mit frischem Baguette oder über Polenta.

Nährwertangaben (pro Portion): Kalorien: 280 kcal | Protein: 26 g | Kohlenhydrate: 8 g | Fett: 14 g | Ballaststoffe: 2 g | Zucker: 2 g

115. Stockfisch mit Oliven und Kapern

Zubereitungszeit: 15 Min. | Kochzeit: 25 Min. | Portionen: 4

Zutaten:

- 400 g Stockfisch, eingeweicht und in Stücke geschnitten
- 1/2 Tasse schwarze Oliven, entsteint und gehackt
- 1/4 Tasse Kapern, abgespült
- 1 große Zwiebel, in dünne Scheiben geschnitten
- 2 Knoblauchzehen, fein gehackt
- 400 g Tomaten, gewürfelt
- 3 EL Olivenöl
- 1/2 Tasse Weißwein
- Frische Petersilie, zum Garnieren

- Salz und Pfeffer nach Geschmack

Zubereitung:

1. Olivenöl in einem großen Topf erhitzen.
2. Zwiebel und Knoblauch dazugeben und bis zur Transparenz braten.
3. Tomaten, Oliven und Kapern hinzufügen und köcheln lassen, bis die Tomaten weich werden.
4. Weißwein eingießen und die Mischung reduzieren lassen.
5. Stockfischstücke hinzufügen und 10-15 Minuten garen, bis der Fisch durchgegart ist.
6. Mit Salz und Pfeffer abschmecken und mit frischer Petersilie garnieren.
7. Heiß servieren, idealerweise mit gekochtem Reis oder frischem Brot.

Nährwertangaben (pro Portion): Kalorien: 300 kcal | Protein: 28 g | Kohlenhydrate: 10 g | Fett: 16 g | Ballaststoffe: 2 g | Zucker: 4 g

116. Aal in Dillsauce

Zubereitungszeit: 10 Min. | Kochzeit: 20 Min. | Portionen: 4

Zutaten:

- 4 Aalfilets
- 1/2 Tasse Sahne
- 2 EL frischer Dill, gehackt
- 2 EL Butter
- 1 Zitrone, Saft und Zesten
- Salz und Pfeffer nach Geschmack

Zubereitung:

1. Butter in einer Pfanne erhitzen.
2. Aalfilets hinzufügen und auf jeder Seite 3-4 Minuten braten, bis sie knusprig sind.
3. Sahne, Dill und Zitronensaft zufügen, leicht köcheln lassen, bis die Sauce eindickt.
4. Mit Salz und Pfeffer abschmecken.
5. Aal in der Sauce servieren, mit Zitronenzesten garnieren.

Nährwertangaben (pro Portion): Kalorien: 350 kcal | Protein: 25 g | Kohlenhydrate: 3 g | Fett: 26 g | Ballaststoffe: 0 g | Zucker: 1 g

117. Rochenflügel mit Schwarzer Butter

Zubereitungszeit: 10 Min. | Kochzeit: 15 Min. | Portionen: 4

Zutaten:

- 4 Rochenflügel, gereinigt
- 100 g Butter
- 2 EL Kapern
- 1 Schalotte, fein gewürfelt
- Saft von 1 Zitrone
- Frische Petersilie, gehackt
- Salz und Pfeffer nach Geschmack

Zubereitung:

1. Butter in einer Pfanne erhitzen, bis sie anfängt zu bräunen.
2. Schalotte und Kapern hinzufügen und kurz anbraten.
3. Zitronensaft einrühren und vom Herd nehmen.

4. Rochenflügel in einer separaten Pfanne mit etwas Öl von beiden Seiten je 3-4 Minuten braten, bis sie durchgegart sind.
5. Die schwarze Butter über die Rochenflügel gießen und mit Petersilie bestreuen.
6. Sofort servieren.

Nährwertangaben (pro Portion): Kalorien: 310 kcal | Protein: 28 g | Kohlenhydrate: 2 g | Fett: 22 g | Ballaststoffe: 0 g | Zucker: 0 g

118. Heilbuttsteak mit grüner Soße

Zubereitungszeit: 10 Min. | Kochzeit: 10 Min. | Portionen: 4

Zutaten:
- 4 Heilbuttsteaks (je ca. 150 g)
- 1/2 Tasse frische Kräuter (Petersilie, Basilikum, Minze)
- 2 Knoblauchzehen
- 2 EL Kapern
- 1 Sardellenfilet
- Saft von 1 Zitrone
- 1/4 Tasse Olivenöl
- Salz und Pfeffer nach Geschmack

Zubereitung:
1. Für die grüne Soße Kräuter, Knoblauch, Kapern, Sardellenfilet, Zitronensaft und Olivenöl in einem Mixer zu einer glatten Paste verarbeiten. Mit Salz und Pfeffer abschmecken.
2. Heilbuttsteaks salzen und pfeffern.
3. In einer Grillpfanne mit etwas Olivenöl auf jeder Seite etwa 3-4 Minuten braten, bis sie durchgegart und außen knusprig sind.
4. Die Steaks auf Teller anrichten und großzügig mit der grünen Soße übergießen.
5. Sofort servieren.

Nährwertangaben (pro Portion): Kalorien: 320 kcal | Protein: 24 g | Kohlenhydrate: 2 g | Fett: 24 g | Ballaststoffe: 1 g | Zucker: 0 g

119. Gebratene Jakobsmuscheln mit Erbsenpüree

Zubereitungszeit: 10 Min. | Kochzeit: 10 Min. | Portionen: 4

Zutaten:
- 12 Jakobsmuscheln, gereinigt
- 2 Tassen grüne Erbsen, frisch oder gefroren
- 1 Knoblauchzehe, fein gehackt
- 1/4 Tasse Sahne
- 2 EL Butter
- Salz und Pfeffer nach Geschmack
- Frischer Minzblätter für Garnierung

Zubereitung:
1. Erbsen in leicht gesalzenem Wasser 3-4 Minuten kochen, bis sie weich sind. Abgießen.
2. Erbsen mit Sahne, Butter und Knoblauch in einem Mixer pürieren, bis ein glattes Püree entsteht. Mit Salz und Pfeffer abschmecken.
3. Jakobsmuscheln trocken tupfen, salzen und pfeffern.

4. In einer heißen Pfanne mit etwas Butter auf hoher Stufe 1-2 Minuten je Seite braten, bis sie eine goldene Kruste haben.
5. Erbsenpüree auf Teller verteilen, Jakobsmuscheln darauf anrichten und mit frischen Minzblättern garnieren.
6. Sofort servieren.

Nährwertangaben (pro Portion): Kalorien: 250 kcal | Protein: 18 g | Kohlenhydrate: 12 g | Fett: 14 g | Ballaststoffe: 4 g | Zucker: 4 g

120. Karpfen blau mit Meerrettichsoße

Zubereitungszeit: 20 Min. | Kochzeit: 20 Min. | Portionen: 4

Zutaten:
- 4 Karpfenfilets (je ca. 200 g)
- 1 Liter Fischbrühe
- 1/4 Tasse Essig
- 1/2 Tasse geriebener Meerrettich
- 1/4 Tasse Sahne
- 2 EL Butter
- Salz und Pfeffer nach Geschmack

Zubereitung:
1. In einem breiten Topf Fischbrühe und Essig zum Kochen bringen.
2. Karpfenfilets vorsichtig in die kochende Brühe legen und die Hitze reduzieren. Ca. 15-20 Minuten köcheln lassen, bis der Fisch gar ist.
3. In der Zwischenzeit Meerrettich mit Sahne und Butter in einem kleinen Topf erhitzen, bis die Soße glatt und heiß ist. Nicht kochen lassen.
4. Fisch aus der Brühe nehmen, trocken tupfen und auf Teller anrichten.
5. Mit der Meerrettichsoße übergießen und servieren.

Nährwertangaben (pro Portion): Kalorien: 290 kcal | Protein: 32 g | Kohlenhydrate: 2 g | Fett: 16 g | Ballaststoffe: 0 g | Zucker: 1 g

Fleischrezepte

121. Hähnchenbrust mit Zitronen-Thymian-Marinade

Zubereitungszeit: 20 Min. | Marinierzeit: 2 Std. | Kochzeit: 15 Min. | Portionen: 4

Zutaten:
- 4 Hähnchenbrustfilets
- Saft und Zesten von 2 Zitronen
- 2 EL Olivenöl
- 1 EL frischer Thymian, gehackt
- 2 Knoblauchzehen, fein gehackt
- Salz und Pfeffer nach Geschmack

Zubereitung:
1. In einer Schüssel Zitronensaft, Zitronenzesten, Olivenöl, Thymian, Knoblauch, Salz und Pfeffer vermischen, um die Marinade herzustellen.

2. Hähnchenbrustfilets in die Marinade legen und sicherstellen, dass sie vollständig bedeckt sind. Abdecken und mindestens 2 Stunden im Kühlschrank marinieren lassen.
3. Grill oder Pfanne erhitzen und die Hähnchenbrustfilets aus der Marinade nehmen.
4. Die Filets auf jeder Seite etwa 6-7 Minuten grillen oder braten, bis sie durchgegart sind.
5. Die gegarten Hähnchenbrüste in Scheiben schneiden und servieren.

Nährwertangaben (pro Portion): Kalorien: 250 kcal | Protein: 26 g | Kohlenhydrate: 3 g | Fett: 14 g | Ballaststoffe: 1 g | Zucker: 1 g

122. Rinderfilet mit frischen Kräutern und Knoblauch

Zubereitungszeit: 15 Min. | Kochzeit: 20 Min. | Portionen: 4

Zutaten:
- 4 Rinderfiletsteaks (je ca. 200 g)
- 1/4 Tasse frische Kräuter (Rosmarin, Petersilie, Thymian), fein gehackt
- 4 Knoblauchzehen, fein gehackt
- 2 EL Olivenöl
- Salz und Pfeffer nach Geschmack

Zubereitung:
1. Steaks mit Salz und Pfeffer würzen.
2. Olivenöl in einer großen Pfanne erhitzen.
3. Steaks hinzufügen und auf jeder Seite 3-4 Minuten für Medium Rare anbraten.
4. Kräuter und Knoblauch in die Pfanne geben und während der letzten Minute der Kochzeit über die Steaks streuen.
5. Steaks aus der Pfanne nehmen, kurz ruhen lassen und dann servieren.

Nährwertangaben (pro Portion): Kalorien: 350 kcal | Protein: 24 g | Kohlenhydrate: 2 g | Fett: 26 g | Ballaststoffe: 0 g | Zucker: 0 g

123. Lammkoteletts mit Rosmarin und rotem Weinreduktion

Zubereitungszeit: 15 Min. | Kochzeit: 10 Min. | Portionen: 4

Zutaten:
- 8 Lammkoteletts
- 1 Tasse Rotwein
- 2 Zweige Rosmarin
- 2 Knoblauchzehen, zerdrückt
- 2 EL Butter
- Salz und Pfeffer nach Geschmack

Zubereitung:
1. Lammkoteletts mit Salz und Pfeffer würzen.
2. Eine Pfanne auf hohe Hitze bringen und die Koteletts auf jeder Seite 2-3 Minuten anbraten.
3. Koteletts aus der Pfanne nehmen und warm halten.
4. Rotwein, Rosmarin und Knoblauch in die Pfanne geben und auf mittlerer Hitze reduzieren, bis die Sauce dickflüssig wird.
5. Butter einrühren, bis sie geschmolzen ist und die Sauce glänzend wird.
6. Sauce über die Lammkoteletts geben und sofort servieren.

Nährwertangaben (pro Portion): Kalorien: 320 kcal | Protein: 25 g | Kohlenhydrate: 3 g | Fett: 22 g | Ballaststoffe: 0 g | Zucker: 1 g

124. Putenrouladen mit Spinatfüllung und Pinienkernen

Zubereitungszeit: 20 Min. | Kochzeit: 30 Min. | Portionen: 4

Zutaten:

- 4 Putenschnitzel, flach geklopft
- 200 g frischer Spinat, gewaschen und grob gehackt
- 50 g Pinienkerne, geröstet
- 2 Knoblauchzehen, fein gehackt
- 100 g Feta, zerkrümelt
- 2 EL Olivenöl
- Salz und Pfeffer nach Geschmack

Zubereitung:

1. Spinat in einer Pfanne mit einem Esslöffel Olivenöl und Knoblauch 2-3 Minuten dünsten, bis er zusammenfällt. Vom Herd nehmen und abkühlen lassen.
2. Feta und Pinienkerne unter den Spinat mischen. Mit Salz und Pfeffer abschmecken.
3. Jedes Putenschnitzel mit der Spinatmischung belegen, aufrollen und mit Küchengarn festbinden.
4. Restliches Olivenöl in einer Pfanne erhitzen und die Rouladen rundherum anbraten, bis sie goldbraun sind.
5. Die Rouladen in den vorgeheizten Ofen bei 180°C für etwa 20 Minuten geben, bis sie durchgegart sind.
6. Rouladen aus dem Ofen nehmen, kurz ruhen lassen, Fäden entfernen und in Scheiben schneiden.
7. Heiß servieren.

Nährwertangaben (pro Portion): Kalorien: 280 kcal | Protein: 35 g | Kohlenhydrate: 4 g | Fett: 14 g | Ballaststoffe: 2 g | Zucker: 1 g

125. Kalbssteaks mit Pilzrahmsauce

Zubereitungszeit: 10 Min. | Kochzeit: 20 Min. | Portionen: 4

Zutaten:

- 4 Kalbssteaks (je ca. 150 g)
- 300 g Champignons, in Scheiben geschnitten
- 1 kleine Zwiebel, fein gewürfelt
- 1 Knoblauchzehe, fein gehackt
- 200 ml Sahne
- 1 EL Dijon-Senf
- 1 EL frische Petersilie, gehackt
- 2 EL Olivenöl
- Salz und Pfeffer nach Geschmack

Zubereitung:

1. Olivenöl in einer großen Pfanne erhitzen. Kalbssteaks von beiden Seiten je 3 Minuten scharf anbraten, dann herausnehmen und warmhalten.
2. In derselben Pfanne Zwiebel und Knoblauch andünsten, bis sie glasig sind.
3. Champignons hinzufügen und braten, bis sie ihre Feuchtigkeit verloren haben.

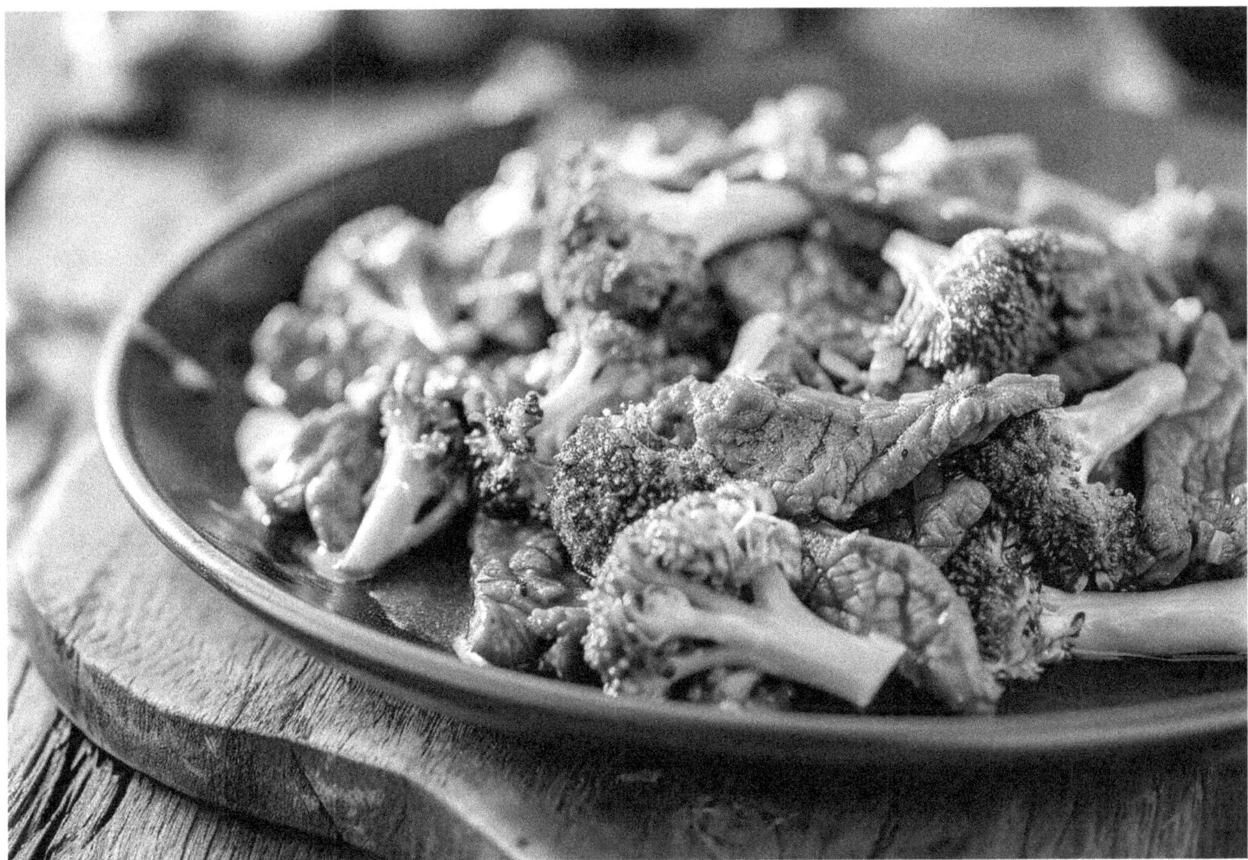

Zutaten:

- 400 g Rinderfleisch, in Streifen geschnitten
- 2 Tassen Brokkoli, in Röschen geschnitten
- 2 Knoblauchzehen, fein gehackt
- 1 EL Sesamöl
- 2 EL Sojasauce
- 1 EL Sesamsamen
- 1/2 TL gemahlener Ingwer
- Salz und Pfeffer nach Geschmack

Zubereitung:

1. In einer großen Pfanne das Sesamöl erhitzen.
2. Rinderfleischstreifen zugeben und schnell bei hoher Hitze anbraten, bis sie braun sind.
3. Knoblauch, Ingwer und Brokkoli hinzufügen und weitere 3-4 Minuten braten, bis der Brokkoli hellgrün und noch knackig ist.
4. Sojasauce über das Fleisch und Gemüse geben und gut durchmischen.
5. Mit Sesamsamen bestreuen und mit Salz und Pfeffer abschmecken.
6. Heiß servieren.

Nährwertangaben (pro Portion): Kalorien: 250 kcal | Protein: 25 g | Kohlenhydrate: 7 g | Fett: 14 g | Ballaststoffe: 2 g | Zucker: 1 g

130. Gegrilltes Lamm mit Minz-Pesto

Zubereitungszeit: 20 Min. | Marinierzeit: 1 Std. | Kochzeit: 15 Min. | Portionen: 4

Zutaten:

- 4 Lammkoteletts
- 1 Tasse frische Minzblätter
- 1/2 Tasse Walnüsse, geröstet
- 2 Knoblauchzehen, gehackt
- 1/2 Tasse Olivenöl
- Saft von 1 Zitrone
- Salz und Pfeffer nach Geschmack

Zubereitung:

1. Für das Minz-Pesto Minzblätter, Walnüsse, Knoblauch, Zitronensaft und Olivenöl in einem Mixer zu einer glatten Paste verarbeiten. Mit Salz und Pfeffer abschmecken.
2. Die Lammkoteletts salzen und pfeffern, dann mit der Hälfte des Pestos einreiben. In einem geschlossenen Behälter im Kühlschrank mindestens 1 Stunde marinieren lassen.
3. Grill vorheizen.
4. Lammkoteletts auf den heißen Grill legen und je nach Dicke 3-4 Minuten pro Seite grillen, bis sie den gewünschten Gargrad erreicht haben.
5. Die gegrillten Koteletts mit dem restlichen Minz-Pesto servieren.

Nährwertangaben (pro Portion): Kalorien: 450 kcal | Protein: 24 g | Kohlenhydrate: 3 g | Fett: 38 g | Ballaststoffe: 1 g | Zucker: 0 g

131. Schweinelende in Kräutermarinade

Zubereitungszeit: 20 Min. | Marinierzeit: 2 Std. | Kochzeit: 1 Std. | Portionen: 4

Zutaten:

- 1 kg Schweinelende
- 1/4 Tasse Olivenöl
- 1/4 Tasse Weißweinessig
- 1/4 Tasse frische Kräuter (Rosmarin, Thymian, Petersilie), gehackt
- 3 Knoblauchzehen, fein gehackt
- 1 TL Salz
- 1/2 TL schwarzer Pfeffer

Zubereitung:

1. Alle Marinadezutaten in einer Schüssel vermischen.
2. Schweinelende in der Marinade wenden, sodass sie vollständig bedeckt ist. Abgedeckt für mindestens 2 Stunden im Kühlschrank marinieren lassen.
3. Ofen auf 175°C vorheizen.
4. Schweinelende aus der Marinade nehmen und in eine Bratpfanne legen.
5. Im vorgeheizten Ofen etwa 1 Stunde braten, bis ein Fleischthermometer in der Mitte der Lende 63°C anzeigt.
6. Lende aus dem Ofen nehmen, 10 Minuten ruhen lassen, dann in Scheiben schneiden und servieren.

Nährwertangaben (pro Portion): Kalorien: 290 kcal | Protein: 35 g | Kohlenhydrate: 2 g | Fett: 15 g | Ballaststoffe: 0 g | Zucker: 0 g

132. Rinderbrust langsam geschmort mit Wurzelgemüse

Zubereitungszeit: 20 Min. | Kochzeit: 3 Std. | Portionen: 6

Zutaten:

- 1 kg Rinderbrust
- 2 Karotten, gewürfelt
- 2 Pastinaken, gewürfelt
- 2 Zwiebeln, grob gehackt
- 3 Knoblauchzehen, gehackt
- 2 Tassen Rinderbrühe
- 1 Tasse Rotwein
- 2 EL Tomatenmark
- 1 Lorbeerblatt
- Thymianzweige
- Salz und Pfeffer nach Geschmack

Zubereitung:
1. Rinderbrust mit Salz und Pfeffer würzen.
2. In einem großen Bräter etwas Öl erhitzen und die Rinderbrust auf allen Seiten anbraten.
3. Gemüse und Knoblauch hinzufügen und kurz anbraten.
4. Rotwein, Rinderbrühe und Tomatenmark dazugeben und umrühren.
5. Lorbeerblatt und Thymianzweige hinzufügen.
6. Deckel auflegen und bei niedriger Hitze 3 Stunden schmoren lassen, bis das Fleisch zart ist.
7. Fleisch herausnehmen, in Scheiben schneiden und mit dem geschmorten Gemüse servieren.

Nährwertangaben (pro Portion): Kalorien: 330 kcal | Protein: 28 g | Kohlenhydrate: 10 g | Fett: 18 g | Ballaststoffe: 2 g | Zucker: 4 g

133. Hähnchenschenkel mit Oliven und Tomaten

Zubereitungszeit: 15 Min. | Kochzeit: 40 Min. | Portionen: 4

Zutaten:
- 8 Hähnchenschenkel
- 1 Tasse Kalamata-Oliven, entsteint
- 2 Tassen Kirschtomaten
- 3 Knoblauchzehen, fein gehackt
- 1 Zwiebel, in Scheiben geschnitten
- 1/4 Tasse Olivenöl
- 1/2 Tasse Weißwein
- 1 TL getrockneter Oregano
- Salz und Pfeffer nach Geschmack
- Frische Petersilie, zum Garnieren

Zubereitung:
1. Ofen auf 200°C vorheizen.
2. Hähnchenschenkel salzen und pfeffern.
3. In einer großen Bratpfanne Olivenöl erhitzen und die Hähnchenschenkel auf beiden Seiten goldbraun anbraten.
4. Zwiebel und Knoblauch hinzufügen und kurz anbraten, bis sie weich sind.
5. Kirschtomaten, Oliven, Weißwein und Oregano hinzufügen.
6. Alles in den Ofen geben und 40 Minuten garen, bis das Hähnchen durchgegart ist und die Tomaten aufgeplatzt sind.

7. Mit frischer Petersilie garnieren und servieren.

Nährwertangaben (pro Portion): Kalorien: 450 kcal | Protein: 36 g | Kohlenhydrate: 8 g | Fett: 29 g | Ballaststoffe: 2 g | Zucker: 3 g

134. Gegrillte Entenkeulen mit Kirschreduktion

Zubereitungszeit: 20 Min. | Kochzeit: 1 Std. | Portionen: 4

Zutaten:

- 4 Entenkeulen
- 1 Tasse frische Kirschen, entsteint und halbiert
- 1/2 Tasse Rotwein
- 2 EL Balsamico-Essig
- 1 EL Honig
- 1 Knoblauchzehe, fein gehackt
- Salz und Pfeffer nach Geschmack
- Thymianzweige

Zubereitung:

1. Entenkeulen salzen und pfeffern.
2. Auf einem vorgeheizten Grill bei mittlerer Hitze etwa 40 Minuten grillen, bis die Haut knusprig und das Fleisch zart ist.
3. In einem kleinen Topf Rotwein, Balsamico-Essig, Honig und Kirschen bei mittlerer Hitze köcheln lassen, bis die Sauce reduziert und dicklich ist.
4. Knoblauch und Thymian hinzufügen und weitere 5 Minuten köcheln lassen.
5. Die fertigen Entenkeulen mit der Kirschreduktion servieren.

Nährwertangaben (pro Portion): Kalorien: 560 kcal | Protein: 22 g | Kohlenhydrate: 20 g | Fett: 42 g | Ballaststoffe: 1 g | Zucker: 16 g

135. Scharfe Putenbällchen in Tomatensauce

Zubereitungszeit: 20 Min. | Kochzeit: 30 Min. | Portionen: 4

Zutaten:

- 500 g Putenhackfleisch
- 1 kleine Zwiebel, fein gewürfelt
- 2 Knoblauchzehen, fein gehackt
- 1 Ei
- 1/2 Tasse Semmelbrösel
- 1 TL Chiliflocken
- 2 Tassen Tomatensauce
- 1 EL Olivenöl
- Salz und Pfeffer nach Geschmack
- Frische Basilikumblätter, zum Garnieren

Zubereitung:

1. In einer Schüssel Putenhack, Zwiebel, Knoblauch, Ei, Semmelbrösel, Chiliflocken, Salz und Pfeffer gut vermengen.
2. Kleine Bällchen formen.
3. In einer Pfanne Olivenöl erhitzen und die Bällchen rundum anbraten, bis sie goldbraun sind.

4. Tomatensauce über die Bällchen gießen und 20 Minuten köcheln lassen, bis die Sauce eingedickt ist und die Bällchen durchgegart sind.
5. Mit frischem Basilikum garnieren und servieren.

Nährwertangaben (pro Portion): Kalorien: 330 kcal | Protein: 28 g | Kohlenhydrate: 18 g | Fett: 16 g | Ballaststoffe: 3 g | Zucker: 4 g

136. Kalbsleber mit Zwiebeln und Balsamico-Essig

Zubereitungszeit: 10 Min. | Kochzeit: 15 Min. | Portionen: 4

Zutaten:
- 4 Kalbsleber-Scheiben
- 2 große Zwiebeln, in Ringe geschnitten
- 1/4 Tasse Balsamico-Essig
- 2 EL Olivenöl
- Salz und frisch gemahlener schwarzer Pfeffer
- Frische Petersilie, gehackt

Zubereitung:
1. Olivenöl in einer großen Pfanne erhitzen. Zwiebeln hinzufügen und unter gelegentlichem Rühren karamellisieren lassen, etwa 10 Minuten.
2. Die Kalbsleber in der Pfanne verteilen, salzen und pfeffern. Auf jeder Seite 2-3 Minuten braten, bis sie braun und gerade durchgegart ist.
3. Balsamico-Essig über die Leber und Zwiebeln gießen und 2 Minuten kochen lassen, bis die Flüssigkeit etwas reduziert ist.
4. Mit frischer Petersilie bestreuen und sofort servieren.

Nährwertangaben (pro Portion): Kalorien: 320 kcal | Protein: 27 g | Kohlenhydrate: 12 g | Fett: 18 g | Ballaststoffe: 1 g | Zucker: 5 g

137. Hähnchen-Tajine mit Zitronen und Oliven

Zubereitungszeit: 20 Min. | Kochzeit: 1 Std. | Portionen: 4

Zutaten:
- 4 Hähnchenschenkel
- 2 Zitronen, eine in Scheiben geschnitten, eine ausgepresst
- 1 Tasse grüne Oliven, entsteint
- 2 Zwiebeln, fein gehackt
- 2 Knoblauchzehen, fein gehackt
- 1 TL Kurkuma
- 1 TL Ingwer, gemahlen
- 1/2 TL Safranfäden
- 2 EL Olivenöl
- 1/4 Tasse Hühnerbrühe
- Salz und Pfeffer nach Geschmack
- Frischer Koriander, zum Garnieren

Zubereitung:
1. Olivenöl in einer Tajine oder schweren Pfanne erhitzen. Zwiebeln und Knoblauch dazugeben und weich dünsten.

2. Hähnchenschenkel mit Kurkuma, Ingwer, Safran, Salz und Pfeffer würzen und zu den Zwiebeln geben. Von allen Seiten anbraten.

3. Zitronensaft, Hühnerbrühe, Zitronenscheiben und Oliven hinzufügen. Abdecken und bei niedriger Hitze 1 Stunde köcheln lassen, bis das Hähnchen zart ist.

4. Mit frischem Koriander garnieren und servieren.

Nährwertangaben (pro Portion): Kalorien: 410 kcal | Protein: 36 g | Kohlenhydrate: 9 g | Fett: 26 g | Ballaststoffe: 2 g | Zucker: 3 g

138. Schweinekoteletts mit Apfel-Zimt-Sauce

Zubereitungszeit: 10 Min. | Kochzeit: 20 Min. | Portionen: 4

Zutaten:

- 4 Schweinekoteletts
- 2 Äpfel, geschält, entkernt und in Scheiben geschnitten
- 1/2 Tasse Apfelsaft
- 1/4 Tasse Weißwein
- 1 TL Zimt
- 2 EL Butter
- Salz und Pfeffer nach Geschmack

Zubereitung:

1. Schweinekoteletts mit Salz und Pfeffer würzen.

2. In einer großen Pfanne die Butter schmelzen und die Koteletts von beiden Seiten je 5 Minuten braten, bis sie goldbraun sind. Aus der Pfanne nehmen und warm halten.

3. In derselben Pfanne die Apfelscheiben anbraten, bis sie weich sind. Apfelsaft, Weißwein und Zimt hinzufügen und kochen lassen, bis die Sauce eindickt.

4. Die Koteletts zurück in die Pfanne geben und in der Sauce erwärmen.

5. Zum Servieren die Koteletts mit der Apfel-Zimt-Sauce übergießen.

Nährwertangaben (pro Portion): Kalorien: 410 kcal | Protein: 28 g | Kohlenhydrate: 15 g | Fett: 25 g | Ballaststoffe: 2 g | Zucker: 12 g

139. Rinder-Ragout mit Pilzen und Thymian

Zubereitungszeit: 20 Min. | Kochzeit: 2 Std. | Portionen: 4

Zutaten:

- 500 g Rindergulasch
- 250 g Champignons, geviertelt
- 2 Karotten, gewürfelt
- 2 Zwiebeln, gewürfelt
- 2 Knoblauchzehen, fein gehackt
- 1 Tasse Rotwein
- 2 Tassen Rinderbrühe
- 2 EL Tomatenmark
- 1 TL getrockneter Thymian
- 2 Lorbeerblätter
- 2 EL Olivenöl
- Salz und Pfeffer nach Geschmack

Zubereitung:

1. Olivenöl in einem großen Schmortopf erhitzen. Rindfleisch in Portionen anbraten, bis es rundherum braun ist. Aus dem Topf nehmen.
2. Zwiebeln, Karotten und Knoblauch im selben Topf anbraten, bis die Zwiebeln weich sind.
3. Champignons hinzufügen und weiterbraten, bis sie Farbe annehmen.
4. Tomatenmark, Thymian und Lorbeerblätter einrühren.
5. Mit Rotwein ablöschen, kurz einkochen lassen.
6. Rinderbrühe hinzufügen und das angebratene Fleisch wieder in den Topf geben. Salzen und pfeffern.
7. Zugedeckt bei niedriger Hitze 1,5 bis 2 Stunden schmoren lassen, bis das Fleisch zart ist.
8. Vor dem Servieren Lorbeerblätter entfernen.

Nährwertangaben (pro Portion): Kalorien: 360 kcal | Protein: 30 g | Kohlenhydrate: 10 g | Fett: 20 g | Ballaststoffe: 2 g | Zucker: 4 g

140. Lammragout mit grünen Bohnen und Dill

Zubereitungszeit: 15 Min. | Kochzeit: 1 Std. 30 Min. | Portionen: 4

Zutaten:

- 500 g Lammfleisch, gewürfelt
- 300 g grüne Bohnen, geputzt
- 1 Zwiebel, fein gewürfelt
- 2 Knoblauchzehen, fein gehackt
- 1 Tasse Tomaten, gewürfelt
- 1/2 Tasse Weißwein
- 1/2 Tasse Lamm- oder Rinderbrühe
- 2 EL frischer Dill, gehackt
- 2 EL Olivenöl
- Salz und Pfeffer nach Geschmack

Zubereitung:

1. Olivenöl in einem großen Topf erhitzen. Lammfleisch in Portionen anbraten, bis es braun ist. Aus dem Topf nehmen.
2. Zwiebel und Knoblauch im selben Topf weich dünsten.
3. Tomaten und Weißwein hinzufügen und einige Minuten köcheln lassen, bis der Alkohol verdunstet ist.
4. Brühe, Lammfleisch und grüne Bohnen hinzufügen. Mit Salz und Pfeffer würzen.
5. Zugedeckt bei niedriger Hitze etwa 1 Stunde köcheln lassen, bis das Fleisch und die Bohnen weich sind.
6. Mit frischem Dill bestreuen und servieren.

Nährwertangaben (pro Portion): Kalorien: 350 kcal | Protein: 28 g | Kohlenhydrate: 8 g | Fett: 22 g | Ballaststoffe: 3 g | Zucker: 3 g

141. Gefüllte Paprika mit Rinderhack und Quinoa

Zubereitungszeit: 20 Min. | Kochzeit: 30 Min. | Portionen: 4

Zutaten:

- 4 große Paprika, halbiert und entkernt
- 300 g Rinderhackfleisch

- 1 Tasse gekochte Quinoa
- 1 Zwiebel, fein gewürfelt
- 2 Knoblauchzehen, fein gehackt
- 1/2 Tasse Tomatenwürfel
- 1/4 Tasse frische Petersilie, gehackt
- 1 EL Olivenöl
- Salz und Pfeffer nach Geschmack

Zubereitung:

1. Ofen auf 190°C vorheizen.
2. Olivenöl in einer Pfanne erhitzen. Zwiebel und Knoblauch darin weich dünsten.
3. Rinderhack hinzufügen und kochen, bis es gebräunt ist.
4. Quinoa, Tomaten und Petersilie untermischen. Mit Salz und Pfeffer würzen.
5. Die Paprikahälften mit der Hackfleisch-Quinoa-Mischung füllen.
6. In eine Auflaufform setzen und etwa 20-30 Minuten backen, bis die Paprika weich sind.
7. Heiß servieren.

Nährwertangaben (pro Portion): Kalorien: 350 kcal | Protein: 22 g | Kohlenhydrate: 28 g | Fett: 16 g | Ballaststoffe: 5 g | Zucker: 6 g

142. Kurzgebratene Rindfleischstreifen mit Paprika und Ingwer

Zubereitungszeit: 15 Min. | Kochzeit: 10 Min. | Portionen: 4

Zutaten:

- 500 g Rindfleisch, in dünne Streifen geschnitten
- 2 rote Paprikaschoten, in Streifen geschnitten
- 2 Knoblauchzehen, fein gehackt
- 1 Stück Ingwer (ca. 2 cm), fein gerieben
- 2 EL Sojasauce
- 1 EL Sesamöl
- 1 TL Zucker
- Frischer Koriander, zum Garnieren
- Salz und Pfeffer nach Geschmack

Zubereitung:

1. Rindfleischstreifen mit Salz und Pfeffer würzen.
2. Sesamöl in einer Pfanne oder einem Wok erhitzen.
3. Knoblauch und Ingwer hinzufügen und kurz anbraten, bis sie aromatisch duften.
4. Rindfleischstreifen hinzufügen und schnell bei hoher Hitze anbraten, bis sie braun sind.
5. Paprikastreifen hinzufügen und 2-3 Minuten mitbraten, bis sie weich sind.
6. Sojasauce und Zucker einrühren und alles gut vermengen.
7. Mit frischem Koriander garnieren und sofort servieren.

Nährwertangaben (pro Portion): Kalorien: 280 kcal | Protein: 25 g | Kohlenhydrate: 10 g | Fett: 15 g | Ballaststoffe: 2 g | Zucker: 5 g

143. Putenbrust mit Cranberry-Glasur

Zubereitungszeit: 20 Min. | Kochzeit: 45 Min. | Portionen: 4

Zutaten:

- 1 kg Putenbrust
- 1 Tasse frische Cranberries
- 1/4 Tasse Orangensaft
- 1/4 Tasse Honig
- 1 Zwiebel, fein gewürfelt
- 1 Knoblauchzehe, fein gehackt
- 2 EL Olivenöl
- Salz und Pfeffer nach Geschmack

Zubereitung:

1. Ofen auf 175°C vorheizen.
2. Putenbrust salzen und pfeffern.
3. Olivenöl in einer Pfanne erhitzen und die Putenbrust rundherum goldbraun anbraten.
4. In einen Bräter legen.
5. In derselben Pfanne Zwiebel und Knoblauch andünsten.
6. Cranberries, Orangensaft und Honig hinzufügen und köcheln lassen, bis die Cranberries weich sind und die Sauce eindickt.
7. Die Cranberry-Sauce über die Putenbrust gießen.
8. Im Ofen 45 Minuten backen, bis die Putenbrust durchgegart ist.
9. In Scheiben schneiden und mit der Cranberry-Glasur servieren.

Nährwertangaben (pro Portion): Kalorien: 350 kcal | Protein: 45 g | Kohlenhydrate: 20 g | Fett: 10 g | Ballaststoffe: 2 g | Zucker: 18 g

144. Schweinebraten mit Fenchel und Orangen

Zubereitungszeit: 15 Min. | Kochzeit: 1 Std. 30 Min. | Portionen: 6

Zutaten:

- 1 kg Schweinebraten
- 2 Fenchelknollen, geviertelt
- 2 Orangen, in Scheiben geschnitten
- 1/4 Tasse Olivenöl
- 1/4 Tasse Weißwein
- Salz und Pfeffer nach Geschmack
- Thymianzweige

Zubereitung:

1. Ofen auf 190°C vorheizen.
2. Schweinebraten salzen und pfeffern.
3. Olivenöl in einem Bräter erhitzen und den Braten rundherum anbraten, bis er goldbraun ist.
4. Fenchel und Orangenscheiben um den Braten herum anordnen.
5. Weißwein und Thymianzweige hinzufügen.
6. Im Ofen 1,5 Stunden braten, gelegentlich mit dem Bratensaft begießen, bis der Braten zart ist.
7. Vor dem Servieren in Scheiben schneiden und mit dem Fenchel und den Orangen servieren.

Nährwertangaben (pro Portion): Kalorien: 480 kcal | Protein: 35 g | Kohlenhydrate: 12 g | Fett: 32 g | Ballaststoffe: 3 g | Zucker: 8 g

145. Gratinierte Kalbsschnitzel mit Parmesan

Zubereitungszeit: 15 Min. | Kochzeit: 20 Min. | Portionen: 4

Zutaten:

- 4 Kalbsschnitzel, dünn geschnitten
- 1/2 Tasse Parmesan, frisch gerieben
- 1/2 Tasse Semmelbrösel
- 1 Ei, geschlagen
- 1/4 Tasse Mehl
- 2 Knoblauchzehen, fein gehackt
- 2 EL Olivenöl
- Salz und Pfeffer nach Geschmack
- Frische Petersilie, gehackt

Zubereitung:

1. Ofen auf 200°C vorheizen.
2. Schnitzel mit Salz und Pfeffer würzen, dann zuerst in Mehl, dann in geschlagenem Ei und zuletzt in einer Mischung aus Semmelbröseln und Parmesan wenden.
3. Olivenöl in einer Pfanne erhitzen und die Schnitzel von jeder Seite 2-3 Minuten anbraten, bis sie goldbraun sind.
4. Die Schnitzel in eine ofenfeste Form legen, mit Knoblauch bestreuen und im Ofen 10 Minuten backen, bis der Käse geschmolzen und leicht gebräunt ist.
5. Mit frischer Petersilie garnieren und servieren.

Nährwertangaben (pro Portion): Kalorien: 380 kcal | Protein: 32 g | Kohlenhydrate: 18 g | Fett: 20 g | Ballaststoffe: 1 g | Zucker: 1 g

146. Entenbrustsalat mit Walnüssen und Birnen

Zubereitungszeit: 20 Min. | Kochzeit: 15 Min. | Portionen: 4

Zutaten:

- 4 Entenbrustfilets
- 2 reife Birnen, in dünne Scheiben geschnitten
- 1/2 Tasse Walnüsse, geröstet
- 1/4 Tasse Gorgonzola, zerbröckelt
- Gemischter Salat (z.B. Rucola, Frisée, Radicchio)
- 3 EL Balsamico-Dressing
- Salz und Pfeffer nach Geschmack
- Olivenöl

Zubereitung:

1. Entenbrustfilets salzen und pfeffern, in einer heißen Pfanne mit etwas Olivenöl auf der Hautseite 5-7 Minuten braten, bis die Haut knusprig ist. Wenden und weitere 5 Minuten braten.
2. Entenbrüste aus der Pfanne nehmen, kurz ruhen lassen und in dünne Scheiben schneiden.
3. Salatblätter auf Tellern anrichten, Birnenscheiben, Walnüsse und Gorgonzola darauf verteilen.
4. Entenbrustscheiben auf dem Salat anrichten und mit Balsamico-Dressing beträufeln.
5. Sofort servieren.

Nährwertangaben (pro Portion): Kalorien: 450 kcal | Protein: 25 g | Kohlenhydrate: 22 g | Fett: 30 g | Ballaststoffe: 3 g | Zucker: 15 g

147. Pochiertes Hähnchen in Estragon-Sahne-Sauce

Zubereitungszeit: 10 Min. | Kochzeit: 30 Min. | Portionen: 4

Zutaten:

- 4 Hähnchenbrustfilets
- 1 Tasse Hühnerbrühe
- 1/2 Tasse Sahne
- 2 EL frischer Estragon, gehackt
- 1 kleine Zwiebel, fein gewürfelt
- 2 Knoblauchzehen, fein gehackt
- 1 EL Butter
- Salz und Pfeffer nach Geschmack

Zubereitung:

1. Hähnchenbrüste salzen und pfeffern. In einem großen Topf Butter schmelzen, Zwiebel und Knoblauch darin glasig dünsten.
2. Hähnchenbrüste hinzufügen und kurz von beiden Seiten anbraten.
3. Mit Hühnerbrühe ablöschen und bei niedriger Hitze 20 Minuten köcheln lassen.
4. Sahne und Estragon einrühren und weitere 10 Minuten köcheln, bis die Sauce leicht eindickt.
5. Vor dem Servieren die Sauce abschmecken und das Hähnchen damit übergießen.

Nährwertangaben (pro Portion): Kalorien: 290 kcal | Protein: 26 g | Kohlenhydrate: 5 g | Fett: 18 g | Ballaststoffe: 0 g | Zucker: 2 g

148. Rindersteak mit grüner Pfeffersauce

Zubereitungszeit: 10 Min. | Kochzeit: 15 Min. | Portionen: 4

Zutaten:

- 4 Rindersteaks (je etwa 200 g)
- 1/4 Tasse grüne Pfefferkörner, eingelegt
- 1/2 Tasse Sahne
- 2 EL Butter
- 1 Schalotte, fein gewürfelt
- 1/2 Tasse Rinderbrühe
- Salz und frisch gemahlener schwarzer Pfeffer
- Olivenöl

Zubereitung:

1. Steaks mit Salz und schwarzem Pfeffer würzen.
2. In einer Pfanne Olivenöl erhitzen und die Steaks auf hoher Stufe von jeder Seite 3-4 Minuten für Medium Rare anbraten.
3. Steaks aus der Pfanne nehmen und warmhalten.
4. In derselben Pfanne die Butter schmelzen, Schalotte hinzufügen und weich dünsten.
5. Grüne Pfefferkörner und Rinderbrühe hinzufügen, aufkochen und auf die Hälfte reduzieren lassen.
6. Sahne einrühren und weiter köcheln lassen, bis die Sauce dickflüssig wird.
7. Steaks zurück in die Pfanne legen, mit der Sauce übergießen und kurz erwärmen.

8. Steaks mit Sauce servieren.

Nährwertangaben (pro Portion): Kalorien: 500 kcal | Protein: 25 g | Kohlenhydrate: 4 g | Fett: 42 g | Ballaststoffe: 1 g | Zucker: 1 g

149. Lamm-Souvlaki mit Joghurt-Dip

Zubereitungszeit: 20 Min. | Marinierzeit: 2 Std. | Kochzeit: 10 Min. | Portionen: 4

Zutaten:

- 500 g Lammfleisch, in Würfel geschnitten
- 2 Knoblauchzehen, gehackt
- 1 Zitrone, Saft und Zeste
- 2 EL Olivenöl
- 1 TL Oregano, getrocknet
- Salz und Pfeffer nach Geschmack
- Für den Joghurt-Dip:
    - 1 Tasse griechischer Joghurt
    - 1 kleine Gurke, gerieben und entwässert
    - 1 Knoblauchzehe, fein gehackt
    - 1 EL frische Minze, gehackt
    - Salz und Pfeffer nach Geschmack

Zubereitung:

1. Lammfleisch in einer Mischung aus Olivenöl, Zitronensaft, Zeste, Knoblauch, Oregano, Salz und Pfeffer marinieren. Mindestens 2 Stunden im Kühlschrank ziehen lassen.
2. Fleisch auf Spieße stecken und auf einem heißen Grill oder in einer Grillpfanne von allen Seiten 8-10 Minuten grillen, bis es vollständig gegart ist.
3. Für den Dip griechischen Joghurt mit Gurke, Knoblauch, Minze, Salz und Pfeffer mischen.
4. Lamm-Souvlaki mit Joghurt-Dip servieren.

Nährwertangaben (pro Portion): Kalorien: 350 kcal | Protein: 28 g | Kohlenhydrate: 6 g | Fett: 24 g | Ballaststoffe: 1 g | Zucker: 3 g

140. Hähnchen-Pilz-Pfanne mit Kräuter-Sahne-Sauce

Zubereitungszeit: 15 Min. | Kochzeit: 20 Min. | Portionen: 4

Zutaten:

- 4 Hähnchenbrustfilets, in Streifen geschnitten
- 250 g Champignons, geschnitten
- 1 Zwiebel, fein gewürfelt
- 2 Knoblauchzehen, fein gehackt
- 1/2 Tasse Sahne
- 1/2 Tasse Hühnerbrühe
- 2 EL frische Kräuter (Petersilie, Thymian), gehackt
- 2 EL Butter
- Salz und Pfeffer nach Geschmack

Zubereitung:

1. Butter in einer großen Pfanne erhitzen. Hähnchenbruststreifen darin anbraten, bis sie golden und durchgegart sind. Aus der Pfanne nehmen und warmhalten.

2. In derselben Pfanne Zwiebel und Knoblauch dünsten, bis sie weich sind.
3. Champignons hinzufügen und braten, bis sie weich sind.
4. Hühnerbrühe und Sahne einrühren und zum Kochen bringen.
5. Hähnchen zurück in die Pfanne geben und mit den frischen Kräutern bestreuen. Kurz durchziehen lassen.
6. Mit Salz und Pfeffer abschmecken und servieren.

Nährwertangaben (pro Portion): Kalorien: 360 kcal | Protein: 28 g | Kohlenhydrate: 5 g | Fett: 24 g | Ballaststoffe: 1 g | Zucker: 2 g

141. Rindfleisch-Paprikasch mit Kokosmilch

Zubereitungszeit: 20 Min. | Kochzeit: 1 Std. | Portionen: 4

Zutaten:

- 500 g Rindfleisch, in Würfel geschnitten
- 1 rote Paprika, in Streifen geschnitten
- 1 grüne Paprika, in Streifen geschnitten
- 1 Zwiebel, fein gewürfelt
- 2 Knoblauchzehen, fein gehackt
- 1 Dose Kokosmilch (400 ml)
- 2 EL Paprikapulver
- 1 TL Cayennepfeffer
- 2 EL Olivenöl
- Salz und Pfeffer nach Geschmack
- Frische Petersilie, zum Garnieren

Zubereitung:

1. Olivenöl in einem großen Topf erhitzen. Rindfleischwürfel hinzufügen und rundherum anbraten, bis sie braun sind. Aus dem Topf nehmen und beiseite stellen.
2. Zwiebel und Knoblauch im selben Topf anbraten, bis sie weich sind.
3. Paprikastreifen hinzufügen und einige Minuten mitbraten.
4. Paprikapulver und Cayennepfeffer einrühren.
5. Kokosmilch und angebratenes Rindfleisch hinzufügen. Zum Kochen bringen, dann die Hitze reduzieren und etwa 1 Stunde köcheln lassen, bis das Fleisch zart ist.
6. Mit Salz und Pfeffer abschmecken und mit frischer Petersilie garnieren.
7. Heiß servieren, idealerweise mit einem Klecks saurer Sahne oder über Reis.

Nährwertangaben (pro Portion): Kalorien: 450 kcal | Protein: 25 g | Kohlenhydrate: 6 g | Fett: 35 g | Ballaststoffe: 1 g | Zucker: 2 g

142. Schweinerippchen mit Honig und Knoblauch

Zubereitungszeit: 15 Min. | Kochzeit: 1 Std. 30 Min. | Portionen: 4

Zutaten:

- 1 kg Schweinerippchen
- 1/4 Tasse Honig
- 1/4 Tasse Sojasauce
- 4 Knoblauchzehen, fein gehackt
- 2 EL Apfelessig

- 1 EL Ingwer, frisch gerieben
- 1 TL Chiliflocken
- Salz und Pfeffer nach Geschmack

Zubereitung:

1. Ofen auf 160°C vorheizen.
2. Rippchen mit Salz und Pfeffer würzen und in eine große Auflaufform legen.
3. In einer Schüssel Honig, Sojasauce, Knoblauch, Apfelessig, Ingwer und Chiliflocken zu einer Marinade verrühren.
4. Die Marinade gleichmäßig über die Rippchen gießen.
5. Die Rippchen abdecken und 1,5 Stunden im Ofen schmoren, bis sie zart sind.
6. Für zusätzliche Bräunung die Rippchen die letzten 15 Minuten ohne Abdeckung backen.
7. Heiß servieren, garniert mit Frühlingszwiebeln oder frischen Kräutern.

Nährwertangaben (pro Portion): Kalorien: 600 kcal | Protein: 35 g | Kohlenhydrate: 20 g | Fett: 40 g | Ballaststoffe: 0 g | Zucker: 18 g

143. Geschnetzeltes Kalbfleisch mit Rucola und Kirschtomaten

Zubereitungszeit: 10 Min. | Kochzeit: 10 Min. | Portionen: 4

Zutaten:

- 500 g Kalbfleisch, in Streifen geschnitten
- 2 Tassen Rucola
- 1 Tasse Kirschtomaten, halbiert
- 1 Zwiebel, in dünne Scheiben geschnitten
- 2 Knoblauchzehen, fein gehackt
- 1/4 Tasse Weißwein
- 2 EL Olivenöl
- Salz und Pfeffer nach Geschmack
- Parmesan, gerieben, zum Servieren

Zubereitung:

1. Olivenöl in einer Pfanne erhitzen. Zwiebel und Knoblauch darin anbraten, bis sie weich sind.
2. Kalbfleischstreifen hinzufügen und schnell braten, bis sie von allen Seiten gebräunt sind.
3. Weißwein angießen und kurz reduzieren lassen.
4. Rucola und Kirschtomaten unterrühren und nur so lange erwärmen, bis der Rucola leicht zusammenfällt.
5. Mit Salz und Pfeffer abschmecken.
6. Auf Teller anrichten und mit frisch geriebenem Parmesan bestreuen.

Nährwertangaben (pro Portion): Kalorien: 280 kcal | Protein: 25 g | Kohlenhydrate: 4 g | Fett: 18 g | Ballaststoffe: 1 g | Zucker: 2 g

144. Hähnchenkeulen in Zitronen-Knoblauch-Marinade

Zubereitungszeit: 15 Min. | Marinierzeit: 1 Std. | Kochzeit: 40 Min. | Portionen: 4

Zutaten:

- 8 Hähnchenkeulen
- Saft und Zesten von 2 Zitronen
- 4 Knoblauchzehen, fein gehackt

- 1/4 Tasse Olivenöl
- 1 TL getrockneter Oregano
- Salz und Pfeffer nach Geschmack
- Frische Petersilie, zum Garnieren

Zubereitung:

1. In einer großen Schüssel Zitronensaft, Zitronenzesten, Knoblauch, Olivenöl, Oregano, Salz und Pfeffer zu einer Marinade vermischen.
2. Hähnchenkeulen darin wenden, bis sie gleichmäßig bedeckt sind. Abdecken und mindestens 1 Stunde im Kühlschrank marinieren lassen.
3. Ofen auf 200°C vorheizen.
4. Hähnchenkeulen aus der Marinade nehmen und auf ein mit Backpapier ausgelegtes Backblech legen.
5. Im Ofen etwa 40 Minuten backen, bis das Hähnchen goldbraun und durchgegart ist.
6. Mit frischer Petersilie garnieren und servieren.

Nährwertangaben (pro Portion): Kalorien: 380 kcal | Protein: 25 g | Kohlenhydrate: 3 g | Fett: 29 g | Ballaststoffe: 0 g | Zucker: 1 g

145. Rinderfiletspitzen mit Sherry und Rosmarin

Zubereitungszeit: 15 Min. | Kochzeit: 20 Min. | Portionen: 4

Zutaten:

- 500 g Rinderfiletspitzen
- 1/4 Tasse Sherry
- 1 Zweig Rosmarin, fein gehackt
- 2 Schalotten, fein gewürfelt
- 2 Knoblauchzehen, fein gehackt
- 2 EL Olivenöl
- Salz und Pfeffer nach Geschmack

Zubereitung:

1. Olivenöl in einer Pfanne erhitzen und die Schalotten und Knoblauch darin weich dünsten.
2. Rinderfiletspitzen hinzufügen und bei hoher Hitze schnell von allen Seiten anbraten.
3. Sherry und Rosmarin hinzufügen und kochen, bis die Flüssigkeit um die Hälfte reduziert ist.
4. Mit Salz und Pfeffer abschmecken.
5. Heiß servieren, idealerweise mit einem frischen grünen Salat oder über Polenta.

Nährwertangaben (pro Portion): Kalorien: 310 kcal | Protein: 30 g | Kohlenhydrate: 4 g | Fett: 18 g | Ballaststoffe: 1 g | Zucker: 1 g

146. Schweinefleisch mit Pflaumen und Sternanis

Zubereitungszeit: 20 Min. | Kochzeit: 1 Std. | Portionen: 4

Zutaten:

- 800 g Schweinebraten
- 1 Tasse Pflaumen, entsteint und halbiert
- 2 Sternanis
- 1/4 Tasse brauner Zucker
- 1/4 Tasse Sojasauce
- 1/2 Tasse Wasser

- 2 EL Pflanzenöl
- Salz und Pfeffer nach Geschmack

Zubereitung:

1. Ofen auf 180°C vorheizen.
2. Pflanzenöl in einem Bräter erhitzen und den Schweinebraten rundherum scharf anbraten.
3. Pflaumen, Sternanis, braunen Zucker, Sojasauce und Wasser zum Braten geben.
4. Zugedeckt im Ofen etwa 1 Stunde schmoren lassen, bis das Fleisch zart ist.
5. Fleisch herausnehmen und die Sauce bei Bedarf weiter reduzieren, bis sie siruspartig wird.
6. Fleisch in Scheiben schneiden, mit der Pflaumensauce servieren.

Nährwertangaben (pro Portion): Kalorien: 420 kcal | Protein: 35 g | Kohlenhydrate: 20 g | Fett: 22 g | Ballaststoffe: 1 g | Zucker: 18 g

147. Lammbraten mit Kräuterkruste

Zubereitungszeit: 20 Min. | Kochzeit: 1 Std. 30 Min. | Portionen: 6

Zutaten:

- 1,5 kg Lammkeule
- 1/2 Tasse frische Kräuter (Rosmarin, Thymian, Petersilie), gehackt
- 4 Knoblauchzehen, fein gehackt
- 2 EL Dijon-Senf
- 1/4 Tasse Olivenöl
- 1/2 Tasse Semmelbrösel
- Salz und Pfeffer nach Geschmack

Zubereitung:

1. Ofen auf 200°C vorheizen.
2. Lammkeule salzen und pfeffern.
3. In einer Schüssel Kräuter, Knoblauch, Dijon-Senf und Olivenöl zu einer Paste mischen.
4. Die Paste gleichmäßig auf der Lammkeule verteilen.
5. Semmelbrösel über die Kräuterpaste streuen, um eine Kruste zu bilden.
6. Lammkeule in einen Bräter legen und im Ofen etwa 1,5 Stunden braten, bis das Fleisch zart ist und die Kruste golden.
7. Vor dem Anschneiden 10 Minuten ruhen lassen.

Nährwertangaben (pro Portion): Kalorien: 510 kcal | Protein: 45 g | Kohlenhydrate: 8 g | Fett: 34 g | Ballaststoffe: 1 g | Zucker: 1 g

148. Balsamico-Hähnchen mit Spinat und Pinienkernen

Zubereitungszeit: 15 Min. | Kochzeit: 25 Min. | Portionen: 4

Zutaten:

- 4 Hähnchenbrustfilets
- 2 Tassen frischer Spinat
- 1/4 Tasse Pinienkerne, geröstet
- 1/4 Tasse Balsamico-Essig
- 2 Knoblauchzehen, fein gehackt
- 2 EL Olivenöl
- Salz und Pfeffer nach Geschmack

Zubereitung:
1. Hähnchenbrüste salzen und pfeffern.
2. Olivenöl in einer Pfanne erhitzen und die Hähnchenbrüste von beiden Seiten anbraten, bis sie golden sind.
3. Knoblauch hinzufügen und kurz mitbraten.
4. Balsamico-Essig über das Hähnchen gießen und reduzieren lassen, bis er sirupartig wird.
5. Spinat hinzufügen und dünsten, bis er welk ist.
6. Pinienkerne über das Gericht streuen.
7. Alles zusammen servieren, sobald der Spinat fertig ist.

Nährwertangaben (pro Portion): Kalorien: 340 kcal | Protein: 26 g | Kohlenhydrate: 8 g | Fett: 22 g | Ballaststoffe: 2 g | Zucker: 4 g

149. Rinderhack-Pfanne mit Süßkartoffeln und Spinat

Zubereitungszeit: 20 Min. | Kochzeit: 20 Min. | Portionen: 4

Zutaten:
- 500 g Rinderhackfleisch
- 2 mittelgroße Süßkartoffeln, gewürfelt
- 2 Tassen frischer Spinat
- 1 Zwiebel, gewürfelt
- 2 Knoblauchzehen, fein gehackt
- 1 TL Paprikapulver
- 1/2 TL Kreuzkümmel
- 2 EL Olivenöl
- Salz und Pfeffer nach Geschmack

Zubereitung:
1. Olivenöl in einer großen Pfanne erhitzen.
2. Zwiebel und Knoblauch dazugeben und anbraten, bis sie weich sind.
3. Rinderhackfleisch hinzufügen und braten, bis es gebräunt ist.
4. Paprikapulver und Kreuzkümmel einrühren.
5. Süßkartoffeln hinzufügen und weiterbraten, bis sie weich sind.
6. Spinat untermischen und kochen lassen, bis er zusammenfällt.
7. Mit Salz und Pfeffer abschmecken und servieren.

Nährwertangaben (pro Portion): Kalorien: 430 kcal | Protein: 25 g | Kohlenhydrate: 25 g | Fett: 25 g | Ballaststoffe: 5 g | Zucker: 6 g

150. Gegrilltes Kalbskarree mit mediterranem Gemüse

Zubereitungszeit: 20 Min. | Kochzeit: 30 Min. | Portionen: 4

Zutaten:
- 1 kg Kalbskarree
- 1 Zucchini, in Scheiben geschnitten
- 1 rote Paprika, in Streifen geschnitten
- 1 gelbe Paprika, in Streifen geschnitten
- 1 Aubergine, in Scheiben geschnitten
- 4 Knoblauchzehen, ungeschält

- 2 EL Olivenöl
- 1 TL getrockneter Oregano
- Salz und Pfeffer nach Geschmack

Zubereitung:

1. Grill vorheizen.
2. Kalbskarree salzen und pfeffern.
3. Gemüse mit Olivenöl, Oregano, Salz und Pfeffer mischen.
4. Kalbskarree und Gemüse auf den Grill legen. Karree von jeder Seite etwa 6-8 Minuten grillen, Gemüse wenden, bis es weich und leicht verkohlt ist.
5. Karree und Gemüse zusammen servieren.

Nährwertangaben (pro Portion): Kalorien: 490 kcal | Protein: 38 g | Kohlenhydrate: 15 g | Fett: 30 g | Ballaststoffe: 5 g | Zucker: 8 g

151. Geschmorte Rinderschulter mit Wurzelgemüse

Zubereitungszeit: 20 Min. | Kochzeit: 3 Std. | Portionen: 6

Zutaten:

- 1,5 kg Rinderschulter
- 2 Karotten, grob gehackt
- 2 Pastinaken, grob gehackt
- 2 Zwiebeln, geviertelt
- 4 Knoblauchzehen, ganz
- 2 Tassen Rinderbrühe
- 1 Tasse Rotwein
- 2 Lorbeerblätter
- 2 EL Olivenöl
- Salz und frischer Pfeffer
- Frische Kräuter (Rosmarin, Thymian), zum Garnieren

Zubereitung:

1. Ofen auf 160°C vorheizen.
2. Rinderschulter salzen und pfeffern. In einem großen Bräter Olivenöl erhitzen und das Fleisch rundherum kräftig anbraten. Aus dem Topf nehmen.
3. Im selben Topf Karotten, Pastinaken, Zwiebeln und Knoblauch anbraten, bis sie leicht karamellisieren.
4. Fleisch zurück in den Topf legen. Rotwein, Rinderbrühe und Lorbeerblätter hinzufügen.
5. Zugedeckt im Ofen ca. 3 Stunden schmoren lassen, bis das Fleisch sehr zart ist.
6. Vor dem Servieren mit frischen Kräutern bestreuen.

Nährwertangaben (pro Portion): Kalorien: 500 kcal | Protein: 60 g | Kohlenhydrate: 10 g | Fett: 22 g | Ballaststoffe: 2 g | Zucker: 4 g

152. Italienische Schweinekoteletts mit Tomaten und Basilikum

Zubereitungszeit: 10 Min. | Kochzeit: 25 Min. | Portionen: 4

Zutaten:

- 4 Schweinekoteletts
- 2 Tassen Kirschtomaten, halbiert

- 1/4 Tasse frischer Basilikum, gehackt
- 4 Knoblauchzehen, gehackt
- 1/2 Tasse Weißwein
- 2 EL Olivenöl
- Salz und Pfeffer
- Frischer Parmesan, zum Servieren

Zubereitung:

1. Schweinekoteletts salzen und pfeffern. In einer großen Pfanne Olivenöl erhitzen und die Koteletts von jeder Seite 3-4 Minuten anbraten.
2. Knoblauch hinzufügen und kurz mitbraten.
3. Weißwein eingießen und zur Hälfte reduzieren lassen.
4. Kirschtomaten und Basilikum hinzufügen und kochen, bis die Tomaten weich sind.
5. Koteletts auf Tellern anrichten, mit der Tomaten-Basilikum-Sauce übergießen und mit frisch geriebenem Parmesan bestreuen.

Nährwertangaben (pro Portion): Kalorien: 390 kcal | Protein: 35 g | Kohlenhydrate: 6 g | Fett: 24 g | Ballaststoffe: 1 g | Zucker: 3 g

153. Asiatische Hühnerbrust mit Soja und Ingwer

Zubereitungszeit: 15 Min. | Marinierzeit: 30 Min. | Kochzeit: 20 Min. | Portionen: 4

Zutaten:

- 4 Hühnerbrustfilets
- 1/4 Tasse Sojasauce
- 2 EL Ingwer, frisch gerieben
- 2 Knoblauchzehen, fein gehackt
- 1 EL Honig
- 2 EL Sesamöl
- 1/4 Tasse Wasser
- Frühlingszwiebeln, zum Garnieren
- Sesamsamen, zum Garnieren

Zubereitung:

1. Hühnerbrüste in einer Marinade aus Sojasauce, Ingwer, Knoblauch, Honig und Sesamöl mindestens 30 Minuten marinieren lassen.
2. Eine Pfanne erhitzen und die Hühnerbrüste ohne zusätzliches Öl von beiden Seiten anbraten, bis sie durchgegart sind.
3. Restliche Marinade mit Wasser verdünnen und zum Huhn in die Pfanne geben, kurz aufkochen lassen.
4. Hühnerbrust aufschneiden und mit der Sauce servieren. Mit Frühlingszwiebeln und Sesamsamen garnieren.

Nährwertangaben (pro Portion): Kalorien: 290 kcal | Protein: 26 g | Kohlenhydrate: 9 g | Fett: 16 g | Ballaststoffe: 1 g | Zucker: 5 g

Vegan

154. Veganer Avocado-Quinoa-Salat mit Limettendressing

★ ★ ★ **Zubereitungszeit: 15 Min. | Kochzeit: 15 Min. | Portionen: 4**

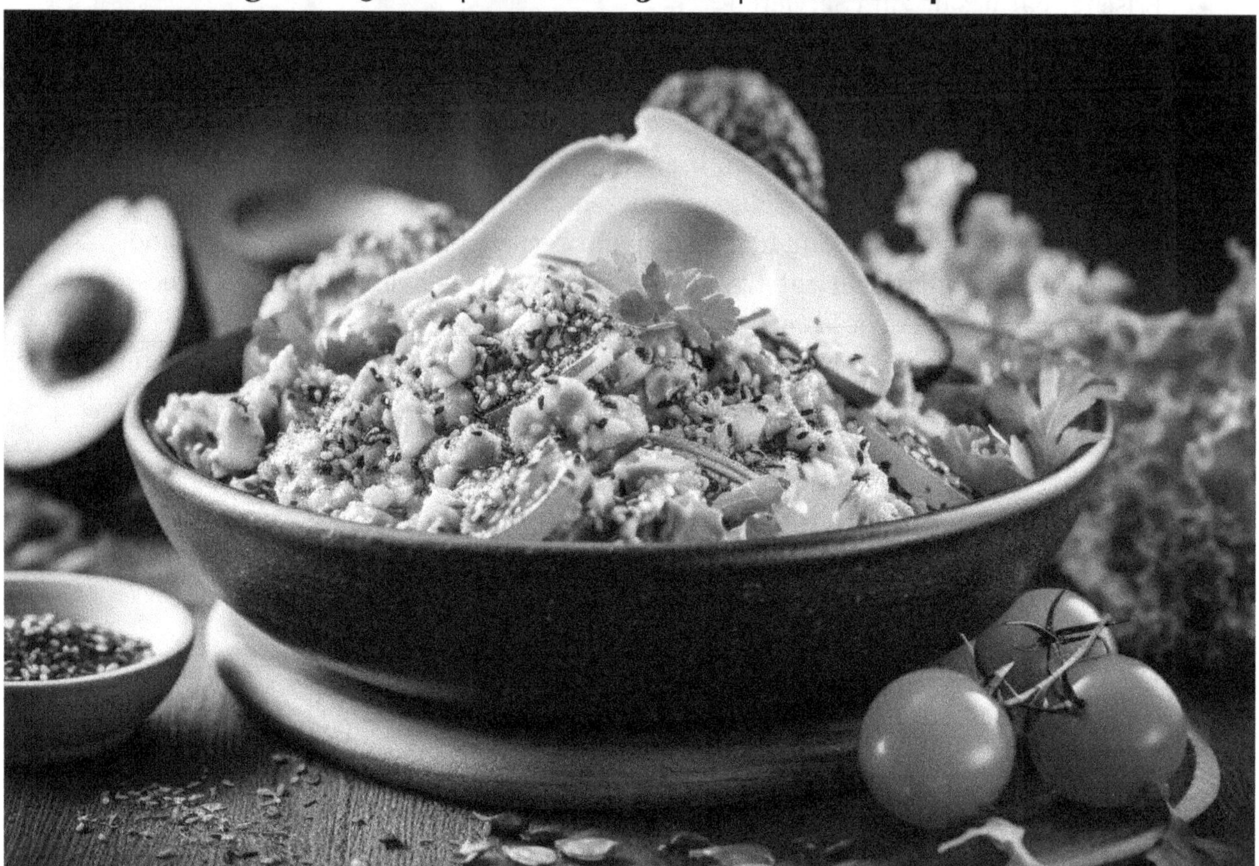

Zutaten:

- 1 Tasse Quinoa, gespült und gekocht
- 1 reife Avocado, gewürfelt
- 1/2 rote Zwiebel, fein gewürfelt
- 1/2 Gurke, gewürfelt
- 1/4 Tasse frischer Koriander, gehackt
- Saft von 2 Limetten
- 2 EL Olivenöl
- Salz und Pfeffer nach Geschmack

Zubereitung:

1. Quinoa nach Anweisung kochen und abkühlen lassen.
2. In einer großen Schüssel gekühlten Quinoa, Avocado, rote Zwiebel, Gurke und Koriander vermischen.
3. In einer kleinen Schüssel Limettensaft, Olivenöl, Salz und Pfeffer verquirlen, um das Dressing zu erstellen.
4. Dressing über den Salat geben und alles gut vermischen.
5. Kühl servieren oder bei Raumtemperatur genießen.

Nährwertangaben (pro Portion): Kalorien: 300 kcal | Protein: 6 g | Kohlenhydrate: 30 g | Fett: 18 g | Ballaststoffe: 6 g | Zucker: 3 g

155. Zucchininudeln mit Cashew-Creme und Kirschtomaten

Zubereitungszeit: 20 Min. | Kochzeit: 0 Min. | Portionen: 4

Zutaten:

- 4 mittelgroße Zucchini, spiralisiert
- 1 Tasse Cashewnüsse, über Nacht eingeweicht und abgespült
- 1/2 Tasse Wasser
- 2 Knoblauchzehen, gepresst
- 1/4 Tasse Hefeflocken
- Saft von 1 Zitrone
- 1 Tasse Kirschtomaten, halbiert
- Salz und Pfeffer nach Geschmack
- Frische Basilikumblätter zur Garnierung

Zubereitung:

1. Für die Cashew-Creme Cashewnüsse, Wasser, Knoblauch, Hefeflocken und Zitronensaft in einem Hochleistungsmixer zu einer glatten Sauce verarbeiten.
2. Zucchininudeln in eine große Schüssel geben.
3. Cashew-Creme über die Zucchininudeln geben und gut vermischen.
4. Kirschtomaten hinzufügen und erneut mischen.
5. Mit Salz und Pfeffer abschmecken und mit frischem Basilikum garnieren.
6. Sofort servieren oder kalt stellen.

Nährwertangaben (pro Portion): Kalorien: 260 kcal | Protein: 10 g | Kohlenhydrate: 20 g | Fett: 18 g | Ballaststoffe: 5 g | Zucker: 6 g

156. Kichererbsen-Curry mit Kokosmilch und Süßkartoffeln

Zubereitungszeit: 10 Min. | Kochzeit: 20 Min. | Portionen: 4

Zutaten:

- 1 Tasse Kichererbsen, über Nacht eingeweicht oder eine Dose, abgespült und abgetropft
- 1 große Süßkartoffel, gewürfelt
- 1 Zwiebel, gewürfelt
- 2 Knoblauchzehen, fein gehackt
- 1 EL frischer Ingwer, gerieben
- 1 Dose Kokosmilch
- 2 TL Currypulver
- 1/2 TL Kurkuma
- 1/2 TL gemahlener Koriander
- 1/4 TL Cayennepfeffer (optional)
- Salz und Pfeffer nach Geschmack
- 2 EL Kokosöl
- Frischer Koriander zum Garnieren

Zubereitung:

1. Kokosöl in einem großen Topf erhitzen und Zwiebel, Knoblauch und Ingwer darin anbraten, bis die Zwiebel weich ist.

2. Currypulver, Kurkuma, Koriander und Cayennepfeffer hinzufügen und 1 Minute mitrösten, um die Aromen freizusetzen.
3. Süßkartoffelwürfel und Kichererbsen dazugeben und gut umrühren.
4. Kokosmilch eingießen und alles zum Kochen bringen.
5. Hitze reduzieren und 15-20 Minuten köcheln lassen, bis die Süßkartoffeln weich sind.
6. Mit Salz und Pfeffer abschmecken.
7. Vor dem Servieren mit frischem Koriander bestreuen.

Nährwertangaben (pro Portion): Kalorien: 350 kcal | Protein: 9 g | Kohlenhydrate: 35 g | Fett: 20 g | Ballaststoffe: 8 g | Zucker: 5 g

157. Gerösteter Blumenkohlsteak mit Tahini-Sauce

Zubereitungszeit: 10 Min. | Kochzeit: 25 Min. | Portionen: 4

Zutaten:

- 1 großer Blumenkohl (in 1 cm dicke Steaks geschnitten)
- 3 EL Olivenöl
- Salz und Pfeffer nach Geschmack
- Für die Tahini-Sauce:
    - 1/4 Tasse Tahini
    - 1 Zitrone, Saft davon
    - 1 Knoblauchzehe, fein gehackt
    - Wasser, nach Bedarf zur Verdünnung
    - Salz nach Geschmack

Zubereitung:

1. Ofen auf 200°C vorheizen.
2. Blumenkohlsteaks auf einem Backblech auslegen, mit Olivenöl beträufeln und mit Salz und Pfeffer würzen.
3. 20-25 Minuten rösten, bis sie goldbraun und zart sind.
4. Für die Tahini-Sauce Tahini, Zitronensaft, Knoblauch und Salz in einer Schüssel verrühren, langsam Wasser hinzufügen, bis die gewünschte Konsistenz erreicht ist.
5. Gerösteten Blumenkohl mit Tahini-Sauce beträufeln und sofort servieren.

Nährwertangaben (pro Portion): Kalorien: 210 kcal | Protein: 5 g | Kohlenhydrate: 12 g | Fett: 17 g | Ballaststoffe: 3 g | Zucker: 3 g

158. Rote Bete Carpaccio mit Orangen-Vinaigrette

Zubereitungszeit: 15 Min. | Kochzeit: 0 Min. | Portionen: 4

Zutaten:

- 2 große Rote Bete, roh, dünn geschnitten
- 2 Orangen, geschält und in dünne Scheiben geschnitten
- 1/4 Tasse Olivenöl
- 1 EL Apfelessig
- 1 TL Agavendicksaft
- Salz und Pfeffer nach Geschmack
- Frische Minzblätter zur Dekoration

Zubereitung:

1. Rote Bete und Orangenscheiben abwechselnd auf einem großen Teller anrichten.
2. Für die Vinaigrette Olivenöl, Apfelessig, Agavendicksaft, Salz und Pfeffer in einer kleinen Schüssel gut verrühren.
3. Die Vinaigrette gleichmäßig über die Rote Bete und Orangen träufeln.
4. Mit frischen Minzblättern garnieren und sofort servieren.

Nährwertangaben (pro Portion): Kalorien: 180 kcal | Protein: 2 g | Kohlenhydrate: 15 g | Fett: 13 g | Ballaststoffe: 3 g | Zucker: 10 g

159. Pilzrisotto mit Mandelcreme

Zubereitungszeit: 10 Min. | Kochzeit: 25 Min. | Portionen: 4

Zutaten:

- 1 Tasse Arborio-Reis
- 2 Tassen frische Pilze, gemischt und geschnitten
- 1 Zwiebel, fein gewürfelt
- 2 Knoblauchzehen, fein gehackt
- 4 Tassen Gemüsebrühe, heiß
- 1/2 Tasse Mandelcreme
- 2 EL Olivenöl
- Salz und Pfeffer nach Geschmack
- Frische Petersilie, zum Garnieren

Zubereitung:

1. Olivenöl in einem großen Topf erhitzen und die Zwiebel und den Knoblauch darin anschwitzen, bis sie weich sind.
2. Pilze hinzufügen und kochen, bis sie anfangen, Wasser zu verlieren und braun werden.
3. Reis hinzufügen und umrühren, bis er von dem Öl überzogen ist und leicht glasig erscheint.
4. Nach und nach heiße Gemüsebrühe hinzugeben, dabei ständig rühren, bis der Reis die Flüssigkeit aufgenommen hat und cremig wird.
5. Mandelcreme einrühren, mit Salz und Pfeffer abschmecken.
6. Mit frischer Petersilie garnieren und warm servieren.

Nährwertangaben (pro Portion): Kalorien: 350 kcal | Protein: 8 g | Kohlenhydrate: 55 g | Fett: 12 g | Ballaststoffe: 3 g | Zucker: 2 g

160. Gegrillter Spargel mit veganem Parmesan

Zubereitungszeit: 10 Min. | Kochzeit: 10 Min. | Portionen: 4

Zutaten:

- 2 Bündel Spargel, Enden geschnitten
- 2 EL Olivenöl
- 1/4 Tasse veganer Parmesan, gerieben
- Salz und Pfeffer nach Geschmack
- Zitronenscheiben zur Garnierung

Zubereitung:

1. Grill vorheizen.
2. Spargel mit Olivenöl bestreichen und mit Salz und Pfeffer würzen.
3. Spargel 5-10 Minuten grillen, abhängig von der Dicke, bis er zart und leicht verkohlt ist.

4. Spargel auf eine Platte legen, mit veganem Parmesan bestreuen und mit Zitronenscheiben servieren.

Nährwertangaben (pro Portion): Kalorien: 120 kcal | Protein: 4 g | Kohlenhydrate: 6 g | Fett: 9 g | Ballaststoffe: 2 g | Zucker: 2 g

161. Vegane Linsensuppe mit Kreuzkümmel und Kurkuma

Zubereitungszeit: 10 Min. | Kochzeit: 30 Min. | Portionen: 4

Zutaten:

- 1 Tasse rote Linsen, gespült und abgetropft
- 1 große Zwiebel, gewürfelt
- 2 Karotten, gewürfelt
- 2 Knoblauchzehen, gehackt
- 1 TL Kreuzkümmel
- 1/2 TL Kurkuma
- 4 Tassen Gemüsebrühe
- 2 EL Olivenöl
- Salz und Pfeffer nach Geschmack
- Frischer Koriander, zum Garnieren

Zubereitung:

1. Olivenöl in einem großen Topf erhitzen und Zwiebel, Knoblauch, und Karotten anbraten, bis die Zwiebel glasig ist.
2. Kreuzkümmel und Kurkuma hinzufügen und kurz mitrösten, um die Aromen freizusetzen.
3. Linsen und Gemüsebrühe hinzufügen, zum Kochen bringen und 25-30 Minuten köcheln lassen, bis die Linsen weich sind.
4. Mit einem Stabmixer teilweise pürieren für eine leicht cremige Textur.
5. Mit Salz und Pfeffer abschmecken und mit frischem Koriander garnieren.

Nährwertangaben (pro Portion): Kalorien: 250 kcal | Protein: 14 g | Kohlenhydrate: 35 g | Fett: 7 g | Ballaststoffe: 8 g | Zucker: 5 g

162. Süßkartoffel- und Schwarze-Bohnen-Burger

Zubereitungszeit: 20 Min. | Kochzeit: 35 Min. | Portionen: 4

Zutaten:

- 2 mittelgroße Süßkartoffeln, gekocht und püriert
- 1 Dose schwarze Bohnen, abgespült und abgetropft
- 1/2 Tasse Haferflocken, gemahlen
- 1 Zwiebel, fein gewürfelt
- 2 Knoblauchzehen, gehackt
- 1 TL Kreuzkümmel
- 1/2 TL geräuchertes Paprikapulver
- 1/4 Tasse frischer Koriander, gehackt
- Salz und Pfeffer nach Geschmack
- 2 EL Olivenöl zum Braten

Zubereitung:

1. In einer großen Schüssel pürierte Süßkartoffeln, schwarze Bohnen, gemahlene Haferflocken, Zwiebel, Knoblauch, Kreuzkümmel, Paprikapulver und Koriander vermischen.

2. Mit Salz und Pfeffer würzen und gut durchmischen, bis eine formbare Masse entsteht.
3. Aus der Mischung Burger-Formen herstellen.
4. Öl in einer Pfanne erhitzen und die Burger von beiden Seiten je 5-7 Minuten braten, bis sie fest und goldbraun sind.
5. Warm servieren, idealerweise mit einem frischen Salat oder auf Vollkornbrötchen.

Nährwertangaben (pro Portion): Kalorien: 280 kcal | Protein: 8 g | Kohlenhydrate: 40 g | Fett: 10 g | Ballaststoffe: 10 g | Zucker: 5 g

163. Geröstete Kürbissuppe mit Ingwer und Kokos

Zubereitungszeit: 15 Min. | Kochzeit: 30 Min. | Portionen: 4

Zutaten:

- 1 mittelgroßer Hokkaido-Kürbis, gewürfelt
- 1 Zwiebel, gewürfelt
- 2 Knoblauchzehen, gehackt
- 1 Stück Ingwer (ca. 2 cm), fein gehackt
- 1 Dose Kokosmilch
- 4 Tassen Gemüsebrühe
- 2 EL Olivenöl
- Salz und Pfeffer nach Geschmack
- Kürbiskerne zum Garnieren

Zubereitung:

1. Ofen auf 200°C vorheizen. Kürbiswürfel mit Olivenöl vermischen und auf ein Backblech legen. 20 Minuten rösten, bis sie weich sind.
2. In einem großen Topf Olivenöl erhitzen, Zwiebel, Knoblauch und Ingwer hinzufügen und anbraten, bis die Zwiebeln glasig sind.
3. Gerösteten Kürbis hinzufügen und mit Gemüsebrühe auffüllen. Zum Kochen bringen.
4. Hitze reduzieren und 20 Minuten köcheln lassen.
5. Suppe pürieren, Kokosmilch einrühren und mit Salz und Pfeffer abschmecken.
6. Warm servieren, garniert mit Kürbiskernen.

Nährwertangaben (pro Portion): Kalorien: 280 kcal | Protein: 3 g | Kohlenhydrate: 28 g | Fett: 18 g | Ballaststoffe: 5 g | Zucker: 8 g

164. Bunter Quinoa-Salat mit Avocado und Mango

Zubereitungszeit: 15 Min. | Kochzeit: 15 Min. | Portionen: 4

Zutaten:

- 1 Tasse Quinoa, gekocht und abgekühlt
- 1 reife Mango, gewürfelt
- 1 reife Avocado, gewürfelt
- 1/2 rote Paprika, gewürfelt
- 1/4 Tasse frischer Koriander, gehackt
- Saft von 1 Limette
- 2 EL Olivenöl
- Salz und Pfeffer nach Geschmack

Zubereitung:

1. In einer großen Schüssel gekochte Quinoa, Mango, Avocado, rote Paprika und Koriander vermischen.
2. Limettensaft und Olivenöl hinzufügen und gut vermischen.
3. Mit Salz und Pfeffer abschmecken.
4. Kühl servieren oder bei Raumtemperatur genießen.

Nährwertangaben (pro Portion): Kalorien: 280 kcal | Protein: 6 g | Kohlenhydrate: 40 g | Fett: 12 g | Ballaststoffe: 7 g | Zucker: 12 g

165. Spinat-Tofu-Lasagne mit Tomaten-Basilikum-Sauce

Zubereitungszeit: 20 Min. | Kochzeit: 45 Min. | Portionen: 4

Zutaten:
- 1 Packung Lasagnenudeln, vorzugsweise Vollkorn oder glutenfrei
- 400 g Tofu, fest, abgetropft und zerkrümelt
- 300 g frischer Spinat, gewaschen und gehackt
- 1 Zwiebel, gewürfelt
- 2 Knoblauchzehen, fein gehackt
- 1 Dose (400 g) zerkleinerte Tomaten
- 1 Handvoll frisches Basilikum, gehackt
- 2 EL Olivenöl
- 1 TL getrockneter Oregano
- Salz und Pfeffer nach Geschmack
- Hefeflocken oder veganer Käse zum Bestreuen

Zubereitung:
1. Ofen auf 180°C vorheizen.
2. In einer Pfanne Olivenöl erhitzen. Zwiebel und Knoblauch darin anschwitzen, bis sie weich sind.
3. Tofu und Spinat hinzufügen und 5-7 Minuten kochen, bis der Spinat welk ist.
4. Zerkleinerte Tomaten, Oregano und die Hälfte des Basilikums einrühren. Mit Salz und Pfeffer würzen und 10 Minuten köcheln lassen.
5. Eine Auflaufform leicht einfetten. Eine Schicht Lasagnenudeln legen, gefolgt von einer Schicht der Tofu-Spinat-Mischung und der Tomatensauce. Wiederholen, bis alle Zutaten aufgebraucht sind, mit einer Schicht Sauce enden.
6. Mit Hefeflocken oder veganem Käse bestreuen.
7. Im Ofen 30 Minuten backen oder bis die Oberfläche goldbraun und die Nudeln weich sind.
8. Vor dem Servieren 10 Minuten ruhen lassen und mit frischem Basilikum garnieren.

Nährwertangaben (pro Portion): Kalorien: 350 kcal | Protein: 18 g | Kohlenhydrate: 45 g | Fett: 12 g | Ballaststoffe: 8 g | Zucker: 6 g

166. Kokosnuss-Milchreis mit frischen Beeren und Minze

Zubereitungszeit: 5 Min. | Kochzeit: 25 Min. | Portionen: 4

Zutaten:
- 1 Tasse Milchreis
- 3 Tassen Kokosmilch
- 1/4 Tasse Agavensirup
- 1 Vanilleschote, aufgeschlitzt und ausgekratzt
- 1 Tasse gemischte frische Beeren (z.B. Erdbeeren, Blaubeeren, Himbeeren)

- Frische Minzblätter zur Dekoration

Zubereitung:
1. In einem Topf Kokosmilch, Agavensirup und Vanillemark zum Kochen bringen.
2. Reis einrühren und auf niedriger Hitze 20-25 Minuten köcheln lassen, bis der Reis weich und die Mischung dickflüssig ist.
3. Währenddessen die Beeren waschen und ggf. halbieren.
4. Den gekochten Milchreis in Schalen füllen, mit Beeren garnieren und mit Minzblättern dekorieren.
5. Warm servieren oder gekühlt genießen.

Nährwertangaben (pro Portion): Kalorien: 380 kcal | Protein: 6 g | Kohlenhydrate: 50 g | Fett: 18 g | Ballaststoffe: 2 g | Zucker: 15 g

167. Vegane Buddha Bowl mit Edamame und Tahini-Dressing

Zubereitungszeit: 15 Min. | Kochzeit: 15 Min. | Portionen: 4

Zutaten:
- 1 Tasse Quinoa, gekocht
- 1 Tasse Edamame, gekocht
- 1 Avocado, gewürfelt
- 1 Karotte, in Streifen geschnitten
- 1 rote Paprika, in Streifen geschnitten
- 1/4 Tasse geröstete Cashewnüsse
- Für das Tahini-Dressing:
    - 3 EL Tahini
    - 1 Zitrone, Saft davon
    - 1 Knoblauchzehe, gepresst
    - Wasser, nach Bedarf
    - Salz nach Geschmack

Zubereitung:
1. In Schüsseln Quinoa als Basis anrichten.
2. Edamame, Avocado, Karotte und rote Paprika hinzufügen.
3. Für das Dressing Tahini, Zitronensaft, Knoblauch und eine Prise Salz in einer kleinen Schüssel mischen, langsam Wasser hinzufügen, bis eine pourable Konsistenz erreicht ist.
4. Das Dressing über die Buddha Bowl geben.
5. Mit gerösteten Cashewnüssen garnieren und servieren.

Nährwertangaben (pro Portion): Kalorien: 450 kcal | Protein: 15 g | Kohlenhydrate: 45 g | Fett: 25 g | Ballaststoffe: 10 g | Zucker: 5 g

168. Falafel-Wraps mit Tahini-Sauce und eingelegtem Rotkohl

Zubereitungszeit: 20 Min. | Kochzeit: 10 Min. | Portionen: 4

Zutaten:
- 1 Tasse trockene Kichererbsen, über Nacht eingeweicht
-
- 1 kleine Zwiebel, gehackt
- 2 Knoblauchzehen, gehackt
- 1/4 Tasse frischer Koriander, gehackt

- 1/4 Tasse frische Petersilie, gehackt
- 1 TL Kreuzkümmel
- Salz und Pfeffer nach Geschmack
- 2 EL Mehl
- Öl zum Frittieren
- Für die Tahini-Sauce:
  - 1/4 Tasse Tahini
  - 1 Zitrone, Saft davon
  - Wasser, nach Bedarf
  - Salz nach Geschmack
- 1 Tasse eingelegter Rotkohl
- 4 Vollkorn-Wraps

Zubereitung:

1. Kichererbsen abtropfen lassen und mit Zwiebel, Knoblauch, Koriander, Petersilie, Kreuzkümmel, Salz und Pfeffer in einem Food Processor zu einer groben Masse verarbeiten.
2. Mehl einrühren, um die Masse zu binden.
3. Aus der Masse kleine Bällchen formen und flach drücken.
4. In heißem Öl frittieren, bis sie goldbraun und knusprig sind.
5. Für die Tahini-Sauce Tahini mit Zitronensaft und einer Prise Salz verrühren. Wasser hinzufügen, bis die gewünschte Konsistenz erreicht ist.
6. Wraps erwärmen, Falafel darauf verteilen, mit Tahini-Sauce und eingelegtem Rotkohl garnieren.
7. Wraps rollen und sofort servieren.

Nährwertangaben (pro Portion): Kalorien: 450 kcal | Protein: 12 g | Kohlenhydrate: 60 g | Fett: 20 g | Ballaststoffe: 10 g | Zucker: 8 g

169. Paprika gefüllt mit Bulgur und Gemüse, überbacken mit Cashew-Kruste

Zubereitungszeit: 20 Min. | Kochzeit: 30 Min. | Portionen: 4

Zutaten:

- 4 große rote Paprika, halbiert und entkernt
- 1 Tasse Bulgur, gekocht
- 1 Zwiebel, fein gewürfelt
- 2 Knoblauchzehen, fein gehackt
- 1 Zucchini, gewürfelt
- 1 Karotte, gewürfelt
- 1/2 Tasse Cashewnüsse, eingeweicht und zu einer Paste verarbeitet
- 2 EL Hefeflocken
- 2 EL Olivenöl
- Salz und Pfeffer nach Geschmack

Zubereitung:

1. Ofen auf 180°C vorheizen.
2. Olivenöl in einer Pfanne erhitzen, Zwiebel und Knoblauch darin anschwitzen.
3. Zucchini und Karotte hinzufügen und weich kochen.
4. Gekochten Bulgur untermischen und mit Salz und Pfeffer würzen.

5. Paprikahälften mit der Bulgur-Gemüsemischung füllen.
6. Cashewpaste und Hefeflocken vermischen und über die gefüllten Paprika streichen.
7. Im Ofen 20-25 Minuten backen, bis die Oberseite goldbraun ist.
8. Warm servieren.

Nährwertangaben (pro Portion): Kalorien: 360 kcal | Protein: 10 g | Kohlenhydrate: 50 g | Fett: 15 g | Ballaststoffe: 8 g | Zucker: 10 g

169. Brokkoli-Alfredo mit veganen Fettuccine

Zubereitungszeit: 15 Min. | Kochzeit: 15 Min. | Portionen: 4

Zutaten:

- 400 g Fettuccine, vorzugsweise Vollkorn
- 2 Tassen Brokkoli, in kleine Röschen geschnitten
- 1 Tasse vegane Creme (z.B. auf Cashewbasis)
- 2 Knoblauchzehen, fein gehackt
- 1/2 Tasse Hefeflocken
- 1/4 Tasse vegane Margarine
- Salz und Pfeffer nach Geschmack
- Muskatnuss, frisch gerieben

Zubereitung:

1. Fettuccine nach Packungsanweisung kochen, abtropfen lassen.
2. In einer großen Pfanne vegane Margarine erhitzen, Knoblauch darin andünsten.
3. Brokkoli hinzufügen und 5 Minuten dünsten.
4. Vegane Creme und Hefeflocken einrühren, mit Salz, Pfeffer und Muskatnuss würzen.
5. Fettuccine unter die Sauce heben und gut durchmischen.
6. Auf Tellern anrichten und sofort servieren.

Nährwertangaben (pro Portion): Kalorien: 510 kcal | Protein: 18 g | Kohlenhydrate: 75 g | Fett: 18 g | Ballaststoffe: 10 g | Zucker: 5 g

170. Vegane Paella mit Safran, Artischocken und grünen Bohnen

Zubereitungszeit: 15 Min. | Kochzeit: 35 Min. | Portionen: 4

Zutaten:

- 1 Tasse Paella- oder Arborio-Reis
- 3 Tassen Gemüsebrühe
- 1/2 TL Safranfäden
- 1 Zwiebel, fein gewürfelt
- 2 Knoblauchzehen, fein gehackt
- 1 rote Paprika, in Streifen geschnitten
- 1 Tasse grüne Bohnen, geputzt
- 1 Dose Artischockenherzen, abgetropft und halbiert
- 1 Tasse Erbsen, frisch oder gefroren
- 2 Tomaten, gewürfelt
- 3 EL Olivenöl
- Salz und Pfeffer nach Geschmack
- Frische Petersilie, zum Garnieren

- Zitronenspalten, zum Servieren

Zubereitung:

1. In einer großen Pfanne oder einem breiten Topf das Olivenöl erhitzen.
2. Zwiebel, Knoblauch und rote Paprika hinzufügen und bei mittlerer Hitze anbraten, bis die Zwiebel glasig ist.
3. Reis dazugeben und unter ständigem Rühren 2 Minuten anrösten.
4. Safran in der warmen Gemüsebrühe auflösen und die Brühe zum Reis geben.
5. Artischocken, grüne Bohnen, Erbsen und Tomaten unterrühren.
6. Mit Salz und Pfeffer würzen, zum Kochen bringen und die Hitze reduzieren. Unbedeckt 25-30 Minuten köcheln lassen, bis der Reis weich ist und die Flüssigkeit absorbiert wurde.
7. Die Paella vom Herd nehmen und 5 Minuten ruhen lassen.
8. Mit Petersilie garnieren und mit Zitronenspalten servieren.

Nährwertangaben (pro Portion): Kalorien: 350 kcal | Protein: 10 g | Kohlenhydrate: 55 g | Fett: 10 g | Ballaststoffe: 8 g | Zucker: 5 g

171. Ratatouille mit Auberginen, Zucchini und Tomaten

Zubereitungszeit: 15 Min. | Kochzeit: 40 Min. | Portionen: 4

Zutaten:

- 1 Aubergine, in Würfel geschnitten
- 2 Zucchini, in Würfel geschnitten
- 2 rote Paprika, in Streifen geschnitten
- 1 große Zwiebel, gewürfelt
- 3 Tomaten, gewürfelt
- 4 Knoblauchzehen, fein gehackt
- 1/4 Tasse Olivenöl
- 2 TL getrockneter Thymian
- Salz und Pfeffer nach Geschmack
- Frisches Basilikum, zum Garnieren

Zubereitung:

1. Ofen auf 190°C vorheizen.
2. Aubergine, Zucchini, Paprika, Zwiebel und Tomaten in einer großen Auflaufform vermischen.
3. Olivenöl, Knoblauch, Thymian, Salz und Pfeffer hinzufügen und alles gut vermengen.
4. Im Ofen 40 Minuten rösten, gelegentlich umrühren, bis das Gemüse weich und leicht karamellisiert ist.
5. Aus dem Ofen nehmen und mit frischem Basilikum garnieren.
6. Warm servieren.

Nährwertangaben (pro Portion): Kalorien: 220 kcal | Protein: 4 g | Kohlenhydrate: 30 g | Fett: 10 g | Ballaststoffe: 9 g | Zucker: 14 g

172. Geröstete Süßkartoffel- und Avocado-Tacos mit Salsa Verde

Zubereitungszeit: 20 Min. | Kochzeit: 25 Min. | Portionen: 4

Zutaten:

- 2 große Süßkartoffeln, geschält und in Würfel geschnitten
- 2 Avocados, gewürfelt

- 8 kleine Maistortillas
- 1 Tasse Salsa Verde
- 1/4 Tasse frischer Koriander, gehackt
- 2 EL Limettensaft
- 2 EL Olivenöl
- Salz und Pfeffer nach Geschmack

Zubereitung:

1. Ofen auf 200°C vorheizen.
2. Süßkartoffelwürfel auf einem Backblech verteilen, mit Olivenöl beträufeln und mit Salz und Pfeffer würzen.
3. 25 Minuten rösten, bis sie weich und leicht karamellisiert sind.
4. Tortillas in einer trockenen Pfanne erwärmen, bis sie warm und leicht gebräunt sind.
5. Geröstete Süßkartoffeln, Avocado-Würfel und Salsa Verde auf den Tortillas verteilen.
6. Mit Limettensaft beträufeln und frischem Koriander bestreuen.
7. Sofort servieren.

Nährwertangaben (pro Portion): Kalorien: 350 kcal | Protein: 5 g | Kohlenhydrate: 45 g | Fett: 18 g | Ballaststoffe: 10 g | Zucker: 7 g

Dessertrezepte

173. Avocado-Schokoladenmousse mit Kokosnuss

Zubereitungszeit: 10 Min. | Kochzeit: 0 Min. | Portionen: 4

Zutaten:

- 2 reife Avocados, entkernt und geschält
- 1/4 Tasse rohes Kakaopulver
- 1/4 Tasse reiner Ahornsirup oder Agavendicksaft
- 1/3 Tasse Kokosmilch
- 1 Teelöffel reiner Vanilleextrakt
- Eine Prise Salz
- Kokosflocken zur Garnierung

Zubereitung:

1. Avocados, Kakaopulver, Ahornsirup, Kokosmilch, Vanilleextrakt und Salz in einen leistungsstarken Mixer geben.
2. Alles zu einer glatten und cremigen Masse verarbeiten.
3. Die Mousse in Dessertschälchen füllen und mindestens eine Stunde kalt stellen, um sie zu festigen.
4. Vor dem Servieren mit Kokosflocken bestreuen.

Nährwertangaben (pro Portion): Kalorien: ca. 290 kcal | Protein: 3 g | Kohlenhydrate: 30 g | Fett: 20 g | Ballaststoffe: 7 g | Zucker: 20 g

174. Frischer Beeren-Salat mit Minz-Dressing

Zubereitungszeit: 10 Min. | Kochzeit: 0 Min. | Portionen: 4

Zutaten:

- 1 Tasse Erdbeeren, halbiert
- 1 Tasse Blaubeeren
- 1 Tasse Himbeeren
- 1 Tasse Brombeeren
- 1/4 Tasse frische Minzblätter, fein gehackt
- 2 Esslöffel frischer Limettensaft
- 1 Esslöffel Honig oder Ahornsirup

Zubereitung:

1. Alle Beeren in eine große Schüssel geben.
2. In einer kleinen Schüssel Limettensaft und Honig verrühren, bis der Honig sich aufgelöst hat.
3. Die Minze unter die Limetten-Honig-Mischung rühren.
4. Das Dressing über die Beeren gießen und vorsichtig vermischen, um die Früchte nicht zu zerdrücken.
5. Den Salat einige Minuten ziehen lassen, dann servieren.

Nährwertangaben (pro Portion): Kalorien: ca. 100 kcal | Protein: 2 g | Kohlenhydrate: 25 g | Fett: 1 g | Ballaststoffe: 5 g | Zucker: 18 g

175. Bananen-Eis mit Nuss-Crunch

Zubereitungszeit: 15 Min. | Kochzeit: 0 Min. | Portionen: 4

Zutaten:

- 4 reife Bananen, geschält, in Scheiben geschnitten und gefroren
- 1/4 Tasse rohe Nussmischung, grob gehackt (z.B. Walnüsse, Mandeln, Cashews)
- 2 Esslöffel Honig oder Ahornsirup
- 1 Teelöffel Zimt
- Ein Schuss Mandelmilch oder Kokosmilch, bei Bedarf

Zubereitung:

1. Die gefrorenen Bananenscheiben in einen leistungsstarken Mixer geben.
2. Ein paar Esslöffel Mandelmilch hinzufügen und zu einer cremigen Masse verarbeiten.
3. Honig und Zimt hinzufügen und weiter mixen, bis alles gut vermischt ist.
4. Das Eis in Schüsseln füllen und mit der grob gehackten Nussmischung bestreuen.
5. Sofort servieren oder für eine festere Konsistenz kurz im Gefrierschrank nachfrieren.

Nährwertangaben (pro Portion): Kalorien: ca. 200 kcal | Protein: 3 g | Kohlenhydrate: 40 g | Fett: 5 g | Ballaststoffe: 4 g | Zucker: 25 g

176. Zitronen-Basilikum-Sorbet

Zubereitungszeit: 10 Min. | Kochzeit: 0 Min. | Gefrierzeit: 2 Std. | Portionen: 4

Zutaten:

- Saft von 4 großen Zitronen
- Schale von 2 Zitronen, fein gerieben
- 1/2 Tasse Ahornsirup oder Agavendicksaft
- 1 Tasse Wasser
- 1/4 Tasse frische Basilikumblätter, fein gehackt

Zubereitung:

1. In einem mittleren Topf Wasser und Ahornsirup zum Kochen bringen. Rühren, bis der Sirup vollständig aufgelöst ist.

2. Vom Herd nehmen und komplett abkühlen lassen.

3. Zitronensaft, Zitronenschale und gehacktes Basilikum hinzufügen.

4. Die Mischung in eine Eismaschine geben und nach Anleitung des Herstellers verarbeiten. Wenn keine Eismaschine zur Verfügung steht, die Mischung in eine flache Metallschale gießen und gefrieren, dabei alle 30 Minuten umrühren, bis sie fest ist.

5. Das Sorbet in Schalen servieren und mit kleinen Basilikumblättern garnieren.

Nährwertangaben (pro Portion): Kalorien: ca. 120 kcal | Kohlenhydrate: 31 g | Ballaststoffe: 1 g | Zucker: 27 g

177. Kokosmilch-Panna Cotta mit Mango-Püree

Zubereitungszeit: 15 Min. | Kühlzeit: 4 Std. | Portionen: 4

Zutaten:

- 1 Dose Kokosmilch
- 1/4 Tasse Agar-Agar-Flocken oder Gelatinepulver
- 1/4 Tasse Ahornsirup
- 1 Teelöffel Vanilleextrakt
- 1 reife Mango, püriert
- Einige Minzblätter zur Dekoration

Zubereitung:

1. Kokosmilch und Agar-Agar in einem Topf vermischen und langsam zum Kochen bringen. Ständig rühren, bis die Agar-Agar-Flocken vollständig aufgelöst sind.

2. Ahornsirup und Vanilleextrakt hinzufügen und gut vermischen.

3. Die Mischung in Dessertförmchen füllen und abkühlen lassen. Anschließend für mindestens 4 Stunden in den Kühlschrank stellen, bis die Panna Cotta fest ist.

4. Zum Servieren die Panna Cotta auf Teller stürzen und mit Mango-Püree und Minzblättern garnieren.

Nährwertangaben (pro Portion): Kalorien: ca. 300 kcal | Kohlenhydrate: 25 g | Fett: 22 g | Ballaststoffe: 2 g | Zucker: 20 g

178. Gebackene Äpfel mit Zimt und Nüssen

Zubereitungszeit: 10 Min. | Kochzeit: 30 Min. | Portionen: 4

Zutaten:

- 4 große säuerliche Äpfel, entkernt
- 1/4 Tasse gehackte Walnüsse
- 1/4 Tasse Rosinen
- 1/2 Teelöffel gemahlener Zimt
- 1/4 Tasse Honig oder Ahornsirup
- 1/2 Tasse Wasser

Zubereitung:

1. Ofen auf 180°C vorheizen.

2. Eine kleine Mischung aus Walnüssen, Rosinen, Zimt und der Hälfte des Honigs herstellen.

3. Die Äpfel mit der Nussmischung füllen und in eine Backform setzen.

4. Wasser und den restlichen Honig in der Backform verteilen.

5. Äpfel 30 Minuten backen, oder bis sie weich sind.

6. Warm servieren, idealerweise mit einem Klecks vegane Sahne oder Eiscreme.

Nährwertangaben (pro Portion): Kalorien: ca. 220 kcal | Kohlenhydrate: 40 g | Fett: 5 g | Ballaststoffe: 5 g | Zucker: 32 g

179. Mandel-Vanille-Energy-Balls

Zubereitungszeit: 15 Min. | Kochzeit: 0 Min. | Portionen: 4

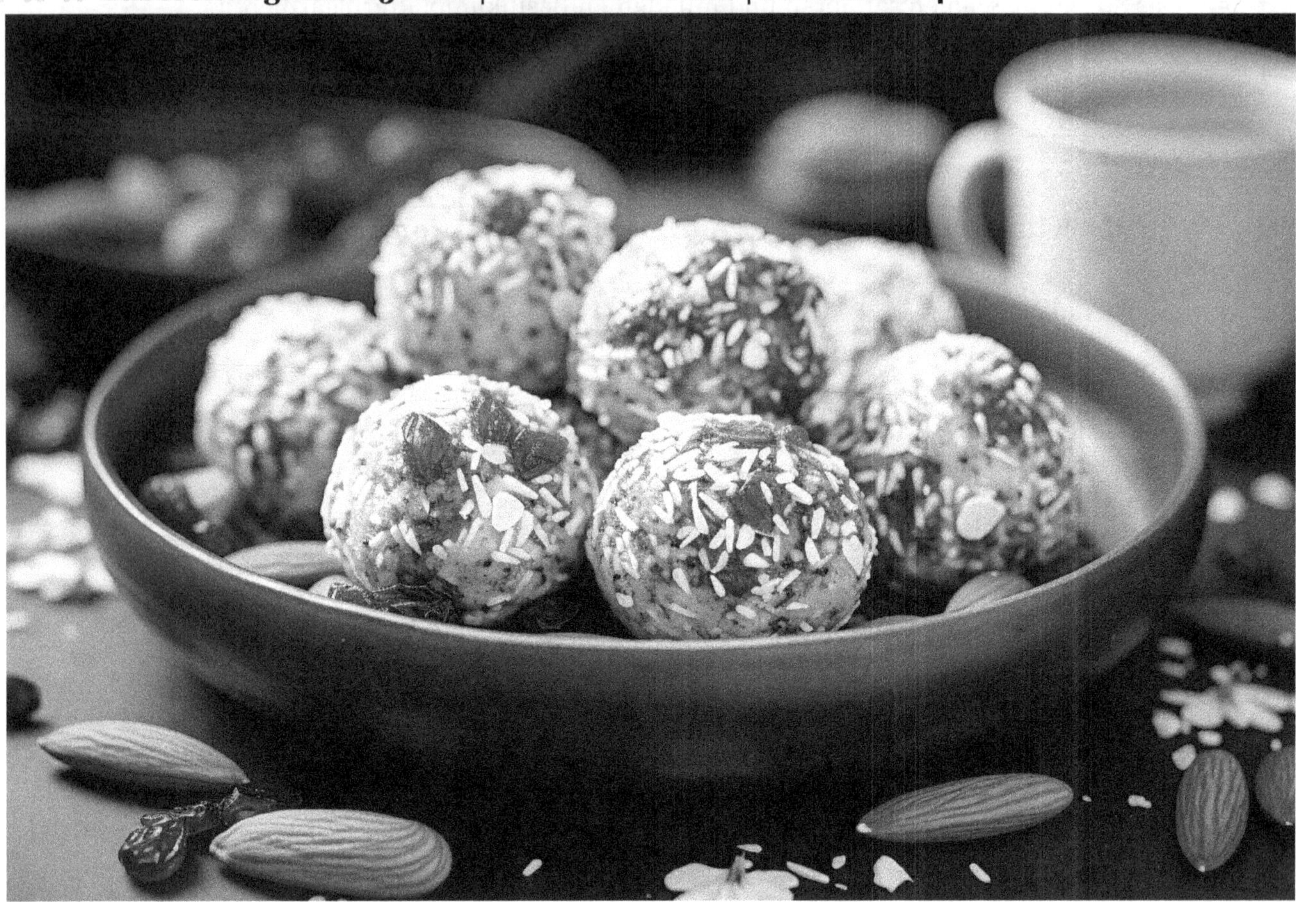

Zutaten:

- 1 Tasse rohe Mandeln
- 1 Tasse Datteln, entsteint
- 1/4 Tasse Kokosraspeln
- 1 Teelöffel Vanilleextrakt
- 1 Prise Salz

Zubereitung:

1. Mandeln in einer Küchenmaschine fein mahlen.
2. Datteln hinzufügen und verarbeiten, bis eine klebrige Masse entsteht.
3. Kokosraspeln, Vanilleextrakt und Salz hinzufügen und weiter mischen, bis alles gut vermischt ist.
4. Die Mischung in gleich große Portionen teilen und zu Kugeln formen.
5. Die Energy Balls in zusätzlichen Kokosraspeln wälzen und im Kühlschrank fest werden lassen, bevor sie serviert werden.

Nährwertangaben (pro Portion): Kalorien: ca. 220 kcal | Kohlenhydrate: 30 g | Fett: 10 g | Ballaststoffe: 4 g | Zucker: 24 g

180. Kürbis-Cheesecake mit Dattelboden

Zubereitungszeit: 20 Min. | Kühlzeit: 4 Std. | Portionen: 4

Zutaten:
- Für den Boden:
    - 1 Tasse Datteln, entsteint
    - 1 Tasse rohe Pekannüsse
- Für die Füllung:
    - 1 Tasse Kürbispüree
    - 1 Tasse Cashewnüsse, über Nacht eingeweicht
    - 1/2 Tasse Ahornsirup
    - 1 Teelöffel Zimt
    - 1/4 Teelöffel Muskat
    - 1/4 Teelöffel Ingwer

Zubereitung:
1. Für den Boden Datteln und Pekannüsse in der Küchenmaschine zu einer festen Masse verarbeiten. In eine Springform drücken und fest andrücken.
2. Für die Füllung alle Zutaten in einen Hochleistungsmixer geben und zu einer glatten Creme verarbeiten.
3. Die Kürbis-Cashew-Creme über den Boden gießen und glatt streichen.
4. Mindestens 4 Stunden kühlen, bis der Cheesecake fest ist.
5. Vor dem Servieren in Stücke schneiden und genießen.

Nährwertangaben (pro Portion): Kalorien: ca. 480 kcal | Kohlenhydrate: 60 g | Fett: 25 g | Ballaststoffe: 6 g | Zucker: 44 g

181. Veganes Tiramisu mit Cashew-Creme

Zubereitungszeit: 30 Min. | Kühlzeit: 2 Std. | Portionen: 4

Zutaten:
- 1 Tasse Cashewnüsse, über Nacht eingeweicht
- 1/2 Tasse starker Kaffee, abgekühlt
- 1/4 Tasse Ahornsirup
- 1 Teelöffel Vanilleextrakt
- 1 Packung vegane Löffelbiskuits
- Kakaopulver zum Bestäuben

Zubereitung:
1. Cashewnüsse abgießen und mit Ahornsirup und Vanille in einen Hochleistungsmixer geben. Zu einer glatten Creme verarbeiten.
2. Eine dünne Schicht der Cashew-Creme auf den Boden einer Auflaufform geben.
3. Löffelbiskuits kurz in den Kaffee tauchen und eine Schicht auf der Creme anordnen.
4. Wechselweise Schichten von Cashew-Creme und getränkten Löffelbiskuits wiederholen, mit einer Cremeschicht abschließen.
5. Mindestens 2 Stunden kühlen.
6. Vor dem Servieren mit Kakaopulver bestäuben.

Nährwertangaben (pro Portion): Kalorien: ca. 350 kcal | Kohlenhydrate: 40 g | Fett: 18 g | Ballaststoffe: 2 g | Zucker: 25 g

182. Schokoladen-Avocado-Kuchen mit Walnüssen

Zubereitungszeit: 15 Min. | Backzeit: 30 Min. | Portionen: 8

Zutaten:

- 2 reife Avocados, püriert
- 1 Tasse Vollkornmehl
- 1/2 Tasse Kakaopulver
- 3/4 Tasse Ahornsirup
- 1/2 Tasse Walnüsse, gehackt
- 1/2 Tasse Pflanzenmilch
- 1 Teelöffel Backpulver
- 1/2 Teelöffel Salz
- 1 Teelöffel Vanilleextrakt

Zubereitung:

1. Ofen auf 180°C vorheizen und eine Kuchenform einfetten.
2. In einer großen Schüssel pürierte Avocados, Ahornsirup, Pflanzenmilch und Vanilleextrakt gründlich verrühren.
3. In einer anderen Schüssel Vollkornmehl, Kakaopulver, Backpulver und Salz mischen.
4. Die trockenen Zutaten zu den feuchten geben und gut vermengen, bis ein gleichmäßiger Teig entsteht.
5. Walnüsse unterheben und den Teig in die vorbereitete Form füllen.
6. Im Ofen etwa 30 Minuten backen, bis ein Zahnstocher sauber herauskommt.
7. Abkühlen lassen, bevor der Kuchen aus der Form genommen wird.

Nährwertangaben (pro Portion): Kalorien: ca. 280 kcal | Kohlenhydrate: 35 g | Fett: 15 g | Ballaststoffe: 6 g | Zucker: 18 g

183. Karottenkuchen mit Kokosglasur

Zubereitungszeit: 20 Min. | Backzeit: 45 Min. | Portionen: 8

Zutaten:

- 2 Tassen geraspelte Karotten
- 1 Tasse Vollkornmehl
- 1/2 Tasse Kokosmehl
- 3/4 Tasse Ahornsirup
- 1/2 Tasse Kokosöl, geschmolzen
- 1/2 Tasse Rosinen
- 1/2 Tasse gehackte Walnüsse
- 2 Teelöffel Backpulver
- 1 Teelöffel Zimt
- 1/2 Teelöffel Muskat
- 1/4 Teelöffel Salz
- Für die Glasur:
    - 1 Tasse Cashewnüsse, über Nacht eingeweicht
    - 1/4 Tasse Kokoscreme

- 2 Esslöffel Ahornsirup
- 1 Teelöffel Vanilleextrakt

Zubereitung:

1. Ofen auf 175°C vorheizen und eine Kuchenform einfetten.
2. Karotten, Ahornsirup, Kokosöl, Rosinen und Walnüsse in einer großen Schüssel mischen.
3. Vollkornmehl, Kokosmehl, Backpulver, Zimt, Muskat und Salz in einer anderen Schüssel mischen.
4. Trockene Zutaten zu den feuchten geben und gut verrühren.
5. Den Teig in die Kuchenform füllen und 45 Minuten backen, bis ein Zahnstocher sauber herauskommt.
6. Für die Glasur Cashewnüsse, Kokoscreme, Ahornsirup und Vanille in einem Mixer zu einer glatten Creme verarbeiten.
7. Den abgekühlten Kuchen mit der Glasur bestreichen.

Nährwertangaben (pro Portion): Kalorien: ca. 400 kcal | Kohlenhydrate: 50 g | Fett: 22 g | Ballaststoffe: 4 g | Zucker: 30 g

184. Zitronen-Kokosnuss-Riegel

Zubereitungszeit: 20 Min. | Kühlzeit: 2 Std. | Portionen: 8

Zutaten:

- Für den Boden:
    - 1 Tasse Datteln, entsteint
    - 1 Tasse Mandeln
- Für die Füllung:
    - 1 Tasse Kokoscreme
    - Saft und Schale von 2 Zitronen
    - 1/4 Tasse Ahornsirup
    - 1/4 Tasse Kokosöl, geschmolzen
    - 1 Teelöffel Vanilleextrakt

Zubereitung:

1. Für den Boden Datteln und Mandeln in einem Food Processor zu einer krümeligen Masse verarbeiten und in eine quadratische Form drücken.
2. Für die Füllung Kokoscreme, Zitronensaft und -schale, Ahornsirup, Kokosöl und Vanilleextrakt in einem Mixer glatt rühren.
3. Die Füllung über den Boden gießen und glatt streichen.
4. Mindestens 2 Stunden kühlen, bis die Masse fest ist.
5. In Riegel schneiden und servieren.

Nährwertangaben (pro Portion): Kalorien: ca. 350 kcal | Kohlenhydrate: 35 g | Fett: 22 g | Ballaststoffe: 4 g | Zucker: 25 g

185. Aprikosen-Lavendel-Eiscreme

Zubereitungszeit: 15 Min. | Gefrierzeit: 4 Std. | Portionen: 4

Zutaten:

- 1 Tasse getrocknete Aprikosen, vorher eingeweicht
- 1 Tasse Kokosmilch
- 2 EL getrockneter Lavendel

- 1/4 Tasse Ahornsirup
- 1 TL Vanilleextrakt

Zubereitung:

1. Lavendel in einer kleinen Menge heißem Wasser für etwa 10 Minuten ziehen lassen, um einen Lavendeltee zu erstellen.
2. Kokosmilch, Aprikosen, Lavendeltee, Ahornsirup und Vanilleextrakt in einem Mixer zu einer glatten Masse verarbeiten.
3. Die Mischung in eine Eismaschine geben und gemäß Herstelleranweisungen zu Eis verarbeiten. Alternativ die Mischung in eine Schüssel füllen und im Gefrierschrank fest werden lassen, dabei alle 30 Minuten umrühren.
4. Das Eis vor dem Servieren kurz antauen lassen und genießen.

Nährwertangaben (pro Portion): Kalorien: ca. 200 kcal | Kohlenhydrate: 35 g | Fett: 7 g | Ballaststoffe: 2 g | Zucker: 30 g

186. Süßkartoffel-Brownies mit Ahornsirup

❄ ❄ ❄ **Zubereitungszeit: 15 Min. | Backzeit: 20 Min. | Portionen: 8**

Zutaten:

- 1 große Süßkartoffel, gekocht und püriert
- 1 Tasse Vollkornmehl
- 1/2 Tasse rohes Kakaopulver
- 3/4 Tasse Ahornsirup
- 1/2 Tasse Kokosöl, geschmolzen
- 1 TL Backpulver
- 1/4 TL Salz

Zubereitung:

1. Ofen auf 180°C vorheizen und eine quadratische Backform einfetten.
2. In einer großen Schüssel Vollkornmehl, Kakaopulver, Backpulver und Salz vermischen.
3. In einer separaten Schüssel Süßkartoffelpüree, Ahornsirup und geschmolzenes Kokosöl gründlich vermischen.
4. Die nassen Zutaten zu den trockenen hinzufügen und gut verrühren, bis ein homogener Teig entsteht.
5. Den Teig in die vorbereitete Backform geben und gleichmäßig verteilen.
6. 20 Minuten backen oder bis ein Zahnstocher sauber herauskommt.
7. Vor dem Schneiden vollständig abkühlen lassen.

Nährwertangaben (pro Portion): Kalorien: ca. 250 kcal | Kohlenhydrate: 40 g | Fett: 10 g | Ballaststoffe: 3 g | Zucker: 25 g

187. Rohe Blaubeer-Cashew-Käsekuchen

❄ ❄ ❄ **Zubereitungszeit: 20 Min. | Kühlzeit: 4 Std. | Portionen: 8**

Zutaten:

- Für den Boden:
  - 1 Tasse rohe Mandeln
  - 1 Tasse Datteln, entsteint
- Für die Füllung:
  - 2 Tassen Cashewnüsse, über Nacht eingeweicht

- 1 Tasse Blaubeeren
- 1/2 Tasse Kokosöl, geschmolzen
- 1/2 Tasse Ahornsirup
- Saft von 1 Zitrone

Zubereitung:

1. Für den Boden Mandeln und Datteln in einem Food Processor verarbeiten, bis sie klebrig und gut vermengt sind. Die Mischung in eine Springform drücken.
2. Für die Füllung eingeweichte Cashewnüsse, Blaubeeren, geschmolzenes Kokosöl, Ahornsirup und Zitronensaft in einem Hochleistungsmixer glatt rühren.
3. Die Cashew-Blaubeer-Mischung über den Boden gießen und glatt streichen.
4. Mindestens 4 Stunden im Kühlschrank fest werden lassen.
5. Vor dem Servieren aus der Form lösen und in Stücke schneiden.

Nährwertangaben (pro Portion): Kalorien: ca. 450 kcal | Kohlenhydrate: 40 g | Fett: 30 g | Ballaststoffe: 4 g | Zucker: 25 g

188. Wassermelonen-Pizza mit frischen Beeren und Minze

Zubereitungszeit: 10 Min. | Kochzeit: 0 Min. | Portionen: 4

Zutaten:

- 1 große Scheibe Wassermelone (ca. 2 cm dick), rund geschnitten
- 1/2 Tasse frische Blaubeeren
- 1/2 Tasse frische Himbeeren
- 1/2 Tasse frische Erdbeeren, geschnitten
- Ein paar Blätter frische Minze, zerkleinert
- Optional: Ein Schuss Limettensaft und Schale

Zubereitung:

1. Die Wassermelonenscheibe als "Pizza-Basis" verwenden.
2. Blaubeeren, Himbeeren und Erdbeeren gleichmäßig auf der Wassermelone verteilen.
3. Mit Minze bestreuen und optional mit etwas Limettensaft und -schale beträufeln.
4. In Pizzastücke schneiden und sofort servieren.

Nährwertangaben (pro Portion): Kalorien: ca. 50 kcal | Kohlenhydrate: 12 g | Fett: 0 g | Ballaststoffe: 1 g | Zucker: 10 g

189. Chia-Samen-Pudding mit Kokosmilch und Kiwi

Zubereitungszeit: 10 Min. | Kühlzeit: 3 Std. | Portionen: 4

Zutaten:

- 1/4 Tasse Chia-Samen
- 1 Tasse Kokosmilch
- 2 EL Ahornsirup
- 1 TL Vanilleextrakt
- 2 Kiwis, geschält und in Scheiben geschnitten

Zubereitung:

1. Chia-Samen, Kokosmilch, Ahornsirup und Vanilleextrakt in einer Schüssel vermischen.
2. Die Mischung abdecken und für mindestens 3 Stunden in den Kühlschrank stellen, idealerweise über Nacht, bis sie zu einem Pudding verdickt ist.

3. Den Pudding in Schüsseln füllen und mit Kiwischeiben belegen.

Nährwertangaben (pro Portion): Kalorien: ca. 200 kcal | Kohlenhydrate: 18 g | Fett: 12 g | Ballaststoffe: 5 g | Zucker: 8 g

190. Kirsch-Mandel-Tarte

❀ ❀ ❀ **Zubereitungszeit: 15 Min. | Backzeit: 25 Min. | Portionen: 8**

Zutaten:

- Für den Boden:
    - 1 Tasse gemahlene Mandeln
    - 1/4 Tasse Kokosöl, geschmolzen
    - 1/4 Tasse Ahornsirup
- Für die Füllung:
    - 2 Tassen frische Kirschen, entsteint
    - 1/4 Tasse Ahornsirup
    - 1 EL Speisestärke
    - 1 TL Vanilleextrakt

Zubereitung:

1. Ofen auf 180°C vorheizen und eine Tarteform einfetten.
2. Für den Boden gemahlene Mandeln, geschmolzenes Kokosöl und Ahornsirup in einer Schüssel vermischen und gut kombinieren.
3. Die Mischung in die Tarteform drücken und einen gleichmäßigen Boden formen.
4. Kirschen, Ahornsirup, Speisestärke und Vanilleextrakt in einem Topf erhitzen, bis die Mischung eindickt.
5. Die Kirschfüllung auf dem Mandelboden verteilen.
6. Die Tarte 25 Minuten backen, bis der Rand goldbraun ist.
7. Abkühlen lassen und in Stücke schneiden.

Nährwertangaben (pro Portion): Kalorien: ca. 250 kcal | Kohlenhydrate: 25 g | Fett: 15 g | Ballaststoffe: 3 g | Zucker: 18 g

191. Rohkost-Schokoladen-Trüffel

❀ ❀ ❀ **Zubereitungszeit: 15 Min. | Kühlzeit: 1 Std. | Portionen: 12**

Zutaten:

- 1 Tasse Medjool-Datteln, entsteint
- 1/2 Tasse rohes Kakaopulver
- 1/2 Tasse rohe Cashewnüsse
- 1/4 Tasse Kokosöl
- 1/4 Tasse Kokosraspeln
- 1 TL Vanilleextrakt

Zubereitung:

1. Datteln, Kakaopulver, Cashewnüsse, Kokosöl und Vanilleextrakt in einem Food Processor zu einer gleichmäßigen Masse verarbeiten.
2. Die Masse in kleine Portionen teilen und zu Kugeln formen.
3. Die Trüffel in Kokosraspeln wälzen und auf einem Teller anordnen.
4. Die Trüffel mindestens eine Stunde im Kühlschrank fest werden lassen, bevor sie serviert werden.

Nährwertangaben (pro Trüffel): Kalorien: ca. 150 kcal | Kohlenhydrate: 18 g | Fett: 9 g | Ballaststoffe: 2 g | Zucker: 14 g

191. Gebackene Birnen mit Honig und Ingwer

Zubereitungszeit: 10 Min. | Backzeit: 25 Min. | Portionen: 4

Zutaten:

- 4 reife Birnen, halbiert und entkernt
- 4 Esslöffel Honig
- 2 Teelöffel frischer Ingwer, fein gerieben
- 1/2 Teelöffel Zimt
- 1/4 Tasse gehackte Walnüsse

Zubereitung:

1. Ofen auf 180°C vorheizen.
2. Die Birnenhälften mit der Schnittfläche nach oben in eine Backform legen.
3. Jede Birnenhälfte mit Honig beträufeln und mit geriebenem Ingwer und Zimt bestreuen.
4. Die Walnüsse gleichmäßig über die Birnen streuen.
5. Im Ofen etwa 25 Minuten backen, bis die Birnen weich sind und die Oberfläche karamellisiert ist.
6. Warm servieren, idealerweise mit einem Klecks griechischem Joghurt oder veganer Sahne.

Nährwertangaben (pro Portion): Kalorien: ca. 180 kcal | Kohlenhydrate: 38 g | Fett: 4 g | Ballaststoffe: 5 g | Zucker: 28 g

192. Kokosnuss-Zitronen-Energiebällchen

Zubereitungszeit: 15 Min. | Kühlzeit: 1 Std. | Portionen: 12

Zutaten:

- 1 Tasse rohe Cashewnüsse
- 1 Tasse entsteinte Datteln
- 1/2 Tasse Kokosraspeln, plus extra zum Wälzen
- Schale und Saft von 1 Zitrone
- 1/4 Teelöffel Vanilleextrakt

Zubereitung:

1. Cashewnüsse, Datteln, Kokosraspeln, Zitronenschale und -saft sowie Vanilleextrakt in einen Food Processor geben und zu einer klebrigen Masse verarbeiten.
2. Die Masse in gleich große Portionen teilen und zu Kugeln formen.
3. Die Kugeln in Kokosraspeln wälzen, bis sie gleichmäßig bedeckt sind.
4. Die Energiebällchen mindestens eine Stunde im Kühlschrank fest werden lassen, bevor sie serviert werden.

Nährwertangaben (pro Bällchen): Kalorien: ca. 150 kcal | Kohlenhydrate: 18 g | Fett: 9 g | Ballaststoffe: 2 g | Zucker: 14 g

193. Matcha-Mandel-Kekse

Zubereitungszeit: 15 Min. | Backzeit: 10 Min. | Portionen: 12

Zutaten:

- 1 Tasse gemahlene Mandeln

- 1/4 Tasse Kokosmehl
- 1/4 Tasse Ahornsirup
- 2 Esslöffel Kokosöl, geschmolzen
- 1 Esslöffel Matcha-Pulver
- 1 Teelöffel Vanilleextrakt

Zubereitung:

1. Ofen auf 175°C vorheizen und ein Backblech mit Backpapier auslegen.
2. In einer Schüssel gemahlene Mandeln, Kokosmehl und Matcha-Pulver vermischen.
3. In einer anderen Schüssel Ahornsirup, geschmolzenes Kokosöl und Vanilleextrakt verquirlen.
4. Die feuchten Zutaten zu den trockenen geben und gut vermengen, bis ein Teig entsteht.
5. Aus dem Teig kleine Kugeln formen, auf das Backblech legen und leicht flach drücken.
6. Etwa 10 Minuten backen, bis die Ränder leicht goldbraun sind.
7. Abkühlen lassen, bevor sie serviert werden.

Nährwertangaben (pro Keks): Kalorien: ca. 120 kcal | Kohlenhydrate: 10 g | Fett: 8 g | Ballaststoffe: 2 g | Zucker: 6 g

---

194. Grapefruit-Avocado-Salat mit Honig-Limetten-Dressing

Zubereitungszeit: 10 Min. | Kochzeit: 0 Min. | Portionen: 4

Zutaten:

- 2 Grapefruits, segmentiert
- 1 reife Avocado, gewürfelt
- 1/4 Tasse gehackte Walnüsse
- Für das Dressing:
    - 2 Esslöffel Limettensaft
    - 1 Esslöffel Honig
    - 1/4 Tasse Olivenöl
    - Salz und Pfeffer nach Geschmack

Zubereitung:

1. In einer großen Schüssel Grapefruitsegmente, Avocadowürfel und gehackte Walnüsse vorsichtig vermischen.
2. Für das Dressing Limettensaft, Honig, Olivenöl, Salz und Pfeffer in einer kleinen Schüssel schlagen, bis alles gut verbunden ist.
3. Das Dressing über den Salat gießen und leicht umrühren.
4. Sofort servieren, garniert mit zusätzlichen Walnüssen, wenn gewünscht.

Nährwertangaben (pro Portion): Kalorien: ca. 250 kcal | Kohlenhydrate: 20 g | Fett: 18 g | Ballaststoffe: 4 g | Zucker: 12 g

---

195. Dattel-Bananenbrot mit Walnusskruste

Zubereitungszeit: 15 Min. | Backzeit: 50 Min. | Portionen: 8

Zutaten:

- 3 reife Bananen, zerdrückt
- 1 Tasse Datteln, entsteint und gehackt
- 1/3 Tasse Kokosöl, geschmolzen
- 1 Teelöffel Vanilleextrakt

- 2 Tassen Vollkornmehl
- 1 Teelöffel Backpulver
- 1/2 Teelöffel Zimt
- 1/4 Teelöffel Salz
- 1/2 Tasse Walnüsse, gehackt

Zubereitung:
1. Ofen auf 175°C vorheizen und eine Brotform einfetten.
2. In einer großen Schüssel Bananen, Datteln, Kokosöl und Vanilleextrakt vermischen.
3. In einer anderen Schüssel Vollkornmehl, Backpulver, Zimt und Salz vermischen.
4. Die trockenen Zutaten zu den feuchten geben und gut vermengen.
5. Walnüsse unterheben und den Teig in die vorbereitete Form geben.
6. Im Ofen etwa 50 Minuten backen, bis ein Zahnstocher sauber herauskommt.
7. Vor dem Schneiden vollständig abkühlen lassen.

Nährwertangaben (pro Portion): Kalorien: ca. 280 kcal | Kohlenhydrate: 40 g | Fett: 12 g | Ballaststoffe: 5 g | Zucker: 20 g

196. Rohe Himbeer-Schokoladen-Törtchen

Zubereitungszeit: 20 Min. | Kühlzeit: 2 Std. | Portionen: 6

Zutaten:
- Für den Boden:
  - 1 Tasse rohe Mandeln
  - 1/2 Tasse Datteln, entsteint
- Für die Füllung:
  - 1 Tasse Himbeeren, frisch oder gefroren
  - 1/2 Tasse rohes Kakaopulver
  - 1/2 Tasse Kokosöl, geschmolzen
  - 1/4 Tasse Ahornsirup

Zubereitung:
1. Für den Boden Mandeln und Datteln in einem Food Processor zu einer krümeligen Masse verarbeiten und in kleine Tarteformen drücken.
2. Für die Füllung Himbeeren, Kakaopulver, geschmolzenes Kokosöl und Ahornsirup in einem Mixer zu einer glatten Masse verarbeiten.
3. Die Füllung auf den vorbereiteten Böden verteilen.
4. Die Törtchen mindestens 2 Stunden im Kühlschrank fest werden lassen, bevor sie serviert werden.

Nährwertangaben (pro Portion): Kalorien: ca. 350 kcal | Kohlenhydrate: 30 g | Fett: 25 g | Ballaststoffe: 6 g | Zucker: 18 g

197. Orangen-Chia-Marmelade mit Vanille

Zubereitungszeit: 10 Min. | Kochzeit: 15 Min. | Portionen: 8

Zutaten:
- Schale und Saft von 4 großen Orangen
- 1/4 Tasse Chia-Samen
- 1/4 Tasse Honig oder Ahornsirup
- 1 Vanilleschote, ausgekratzt

Zubereitung:

1. Orangensaft, Orangenschale, Honig und Vanillemark in einem Topf zum Kochen bringen.
2. Hitze reduzieren und 5 Minuten leicht köcheln lassen.
3. Chia-Samen einrühren und weiter 10 Minuten köcheln, bis die Mischung eindickt.
4. Die Marmelade abkühlen lassen und in sterilisierte Gläser füllen.

Nährwertangaben (pro Portion): Kalorien: ca. 70 kcal | Kohlenhydrate: 15 g | Fett: 1 g | Ballaststoffe: 2 g | Zucker: 12 g

198. Feigen-Riegel mit Mandelbutter

Zubereitungszeit: 15 Min. | Kühlzeit: 1 Std. | Portionen: 8

Zutaten:

- 1 Tasse getrocknete Feigen, entsteint
- 1/2 Tasse Mandelbutter
- 1/4 Tasse Kokosöl, geschmolzen
- 1/4 Tasse Kokosraspeln
- 1 Teelöffel Zimt

Zubereitung:

1. Feigen, Mandelbutter, geschmolzenes Kokosöl und Zimt in einem Food Processor zu einer gleichmäßigen Masse verarbeiten.
2. Die Masse in eine mit Backpapier ausgelegte Form drücken.
3. Mit Kokosraspeln bestreuen und leicht andrücken.
4. Mindestens eine Stunde im Kühlschrank fest werden lassen, bevor die Riegel geschnitten werden.

Nährwertangaben (pro Portion): Kalorien: ca. 220 kcal | Kohlenhydrate: 25 g | Fett: 12 g | Ballaststoffe: 4 g | Zucker: 18 g

199. Grüner Tee Sorbet mit Zitronengras

Zubereitungszeit: 15 Min. | Gefrierzeit: 4 Std. | Portionen: 4

Zutaten:

- 2 Tassen Wasser
- 2 Beutel grüner Tee
- 1 Stängel Zitronengras, fein gehackt
- 1/2 Tasse Ahornsirup
- 1 Zitrone, Saft davon

Zubereitung:

1. Wasser in einem Topf zum Kochen bringen und Zitronengras hinzufügen. Vom Herd nehmen und grünen Tee hineingeben. Etwa 5 Minuten ziehen lassen.
2. Teebeutel und Zitronengras entfernen. Ahornsirup und Zitronensaft einrühren.
3. Die Mischung abkühlen lassen und dann in eine Eismaschine geben. Gemäß Herstelleranweisung zu Sorbet verarbeiten.
4. Das Sorbet in einem luftdichten Behälter im Gefrierschrank fest werden lassen.
5. Vor dem Servieren kurz bei Raumtemperatur antauen lassen.

Nährwertangaben (pro Portion): Kalorien: ca. 120 kcal | Kohlenhydrate: 30 g | Fett: 0 g | Ballaststoffe: 0 g | Zucker: 27 g

200. Blaubeer-Limetten-Kuchen

Zubereitungszeit: 20 Min. | Backzeit: 35 Min. | Portionen: 8

Zutaten:

- 1 1/2 Tassen Vollkornmehl
- 1/2 Tasse Kokoszucker
- 1/4 Tasse Kokosöl, geschmolzen
- 1 Teelöffel Backpulver
- 1/2 Teelöffel Salz
- 1/2 Tasse Mandelmilch
- 2 Eier, oder Leinsamen-Eier für vegane Variante
- Schale und Saft von 2 Limetten
- 1 Tasse frische Blaubeeren

Zubereitung:

1. Ofen auf 180°C vorheizen und eine Kuchenform einfetten.
2. In einer Schüssel Mehl, Kokoszucker, Backpulver und Salz mischen.
3. In einer anderen Schüssel geschmolzenes Kokosöl, Mandelmilch, Eier und Limettenschale und -saft verquirlen.
4. Die nassen Zutaten zu den trockenen hinzufügen und vermischen, bis ein glatter Teig entsteht.
5. Blaubeeren vorsichtig unterheben.
6. Teig in die vorbereitete Form füllen und 35 Minuten backen, oder bis ein Zahnstocher sauber herauskommt.
7. Vor dem Schneiden abkühlen lassen.

Nährwertangaben (pro Portion): Kalorien: ca. 230 kcal | Kohlenhydrate: 35 g | Fett: 9 g | Ballaststoffe: 3 g | Zucker: 18 g

201. Vegane Erdbeer-Rhabarber-Crisp

Zubereitungszeit: 15 Min. | Backzeit: 30 Min. | Portionen: 6

Zutaten:

- Für die Füllung:
  - 2 Tassen frische Erdbeeren, halbiert
  - 2 Tassen Rhabarber, in Stücke geschnitten
  - 1/2 Tasse Ahornsirup
  - 2 Esslöffel Maisstärke
- Für die Streusel:
  - 1 Tasse Haferflocken
  - 1/2 Tasse Mandelmehl
  - 1/4 Tasse Kokosöl, fest
  - 1/4 Tasse Kokoszucker
  - 1 Teelöffel Zimt

Zubereitung:

1. Ofen auf 190°C vorheizen und eine Auflaufform einfetten.
2. Für die Füllung Erdbeeren, Rhabarber, Ahornsirup und Maisstärke in einer Schüssel mischen und in die Auflaufform geben.

3. Für die Streusel Haferflocken, Mandelmehl, Kokosöl, Kokoszucker und Zimt in einer Schüssel vermengen, bis eine krümelige Mischung entsteht.
4. Die Streusel gleichmäßig über die Fruchtmischung streuen.
5. Im Ofen etwa 30 Minuten backen, bis die Oberfläche golden und die Füllung blubbernd ist.
6. Warm servieren, idealerweise mit einem Klecks veganer Sahne oder Eiscreme.

Nährwertangaben (pro Portion): Kalorien: ca. 290 kcal | Kohlenhydrate: 45 g | Fett: 10 g | Ballaststoffe: 4 g | Zucker: 25 g

28 -Tage-Speiseplan

Tag	Frühstück	Mittagessen	Abendessen	Dessert
1	Grüner Power-Smoothie mit Spinat und Avocado	Quinoa-Salat mit geröstetem Gemüse und Kräuter-Dressing	Lachs-Ceviche mit Mango und Limette	Avocado-Schokoladenmousse mit Kokosnuss
2	Quinoa-Frühstücksschale mit Beeren und Mandeln	Kichererbsen-Curry mit Spinat und Kokosmilch	Rinderfiletspitzen mit Sherry und Rosmarin	Frischer Beeren-Salat mit Minz-Dressing
3	Buchweizen-Pancakes mit Ahornsirup und frischen Früchten	Linsensuppe mit Süßkartoffeln und Karotten	Balsamico-Hähnchen mit Spinat und Pinienkernen	Bananen-Eis mit Nuss-Crunch
4	Overnight Oats mit Chia-Samen und Kokosmilch	Bulgursalat mit Gurken, Tomaten und Minze (Tabbouleh)	Gegrilltes Kalbskarree mit mediterranem Gemüse	Zitronen-Basilikum-Sorbet
5	Zitrusfrucht-Parfait mit Mandeljoghurt	Farro-Schüssel mit geröstetem Kürbis und Granatapfel	Forelle im Kräutermantel mit Zitronenbutter	Kokosmilch-Panna Cotta mit Mango-Püree
6	Veganer Hirsebrei mit Zimt und Äpfeln	Linsen-Bolognese mit Zucchini-Nudeln	Asiatische Hühnerbrust mit Soja und Ingwer	Gebackene Äpfel mit Zimt und Nüssen
7	Rohkost-Müsli mit Nüssen und Trockenfrüchten	Schwarze Bohnen Tacos mit Mango-Salsa	Italienische Schweinekoteletts mit Tomaten und Basilikum	Mandel-Vanille-Energy-Balls
8	Avocado-Toast auf Buchweizenbrot mit Tomatensalsa	Gerstensalat mit Rucola, Kirschtomaten und Pecannüssen	Kalbssteaks mit Pilzrahmsauce	Kürbis-Cheesecake mit Dattelboden
9	Smoothie Bowl mit Spirulina, Bananen und Nüssen	Erbsenpüree mit Minze und Zitronenschale	Geschmorte Rinderschulter mit Wurzelgemüse	Veganes Tiramisu mit Cashew-Creme

10	Gedämpfte Süßkartoffel- und Spinatpfannkuchen	Couscous mit gerösteten Mandeln und getrockneten Aprikosen	Gegrillter Lachs mit Zitronen-Basilikum-Dressing	Schokoladen-Avocado-Kuchen mit Walnüssen
11	Kokosnuss-Joghurt mit Walnussgranola und Honigmelone	Geröstete Kichererbsen-Snacks mit Paprika und Kreuzkümmel	Rinderhack-Pfanne mit Süßkartoffeln und Spinat	Vegane Erdbeer-Rhabarber-Crisp
12	Rührei aus Tofu mit Kurkuma und Pilzen	Wilde Reis Suppe mit Pilzen und Lauch	Schweinerippchen mit Honig und Knoblauch	Rohe Blaubeer-Cashew-Käsekuchen
13	Geröstete Kürbis-Brot mit Avocado und Alfalfa-Sprossen	Quinoa-Stuffed Paprika mit einer Tahini-Sauce	Kalbsleber mit Zwiebeln und Balsamico-Essig	Kirsch-Mandel-Tarte
14	Mango-Limetten-Smoothie mit Minze	Veganer Dal mit roten Linsen und Kokosmilch	Lamm-Souvlaki mit Joghurt-Dip	Grüner Tee Sorbet mit Zitronengras
15	Süße Quinoa-Puffer mit Apfelmus	Quinoa-Salat mit geröstetem Gemüse und Kräuter-Dressing	Gegrillter Lachs mit Zitronen-Basilikum-Dressing	Avocado-Schokoladenmousse mit Kokosnuss
16	Buchweizen-Crêpes mit frischen Beeren und Kokoscreme	Kichererbsen-Curry mit Spinat und Kokosmilch	Rinderfiletspitzen mit Sherry und Rosmarin	Frischer Beeren-Salat mit Minz-Dressing
17	Himbeer-Acai-Bowl mit Kokosflocken	Linsensuppe mit Süßkartoffeln und Karotten	Balsamico-Hähnchen mit Spinat und Pinienkernen	Bananen-Eis mit Nuss-Crunch
18	Bananenbrot aus Mandelmehl mit Nusskruste	Bulgursalat mit Gurken, Tomaten und Minze (Tabbouleh)	Gegrilltes Kalbskarree mit mediterranem Gemüse	Zitronen-Basilikum-Sorbet
19	Papaya-Boot mit Limettenquark und Chiasamen	Farro-Schüssel mit geröstetem Kürbis und Granatapfel	Forelle im Kräutermantel mit Zitronenbutter	Kokosmilch-Panna Cotta mit Mango-Püree
20	Zucchini-Nudeln mit Pesto und Kirschtomaten	Linsen-Bolognese mit Zucchini-Nudeln	Asiatische Hühnerbrust mit Soja und Ingwer	Gebackene Äpfel mit Zimt und Nüssen

21	Kichererbsen-Omelette mit Frühlingszwiebeln und Paprika	Schwarze Bohnen Tacos mit Mango-Salsa	Italienische Schweinekoteletts mit Tomaten und Basilikum	Mandel-Vanille-Energy-Balls
22	Gurken-Radieschen-Smoothie mit frischem Dill	Gerstensalat mit Rucola, Kirschtomaten und Pecannüssen	Kalbssteaks mit Pilzrahmsauce	Kürbis-Cheesecake mit Dattelboden
23	Melonen-Carpaccio mit Zitronen-Basilikum-Dressing	Erbsenpüree mit Minze und Zitronenschale	Geschmorte Rinderschulter mit Wurzelgemüse	Veganes Tiramisu mit Cashew-Creme
24	Süßer Linsensalat mit getrockneten Aprikosen und Mandeln	Couscous mit gerösteten Mandeln und getrockneten Aprikosen	Gegrillter Lachs mit Zitronen-Basilikum-Dressing	Schokoladen-Avocado-Kuchen mit Walnüssen
25	Warmer Brokkolisalat mit Karotten und Sesamdressing	Geröstete Kichererbsen-Snacks mit Paprika und Kreuzkümmel	Rinderhack-Pfanne mit Süßkartoffeln und Spinat	Vegane Erdbeer-Rhabarber-Crisp
26	Vegane Bananen-Walnuss-Pfannkuchen	Wilde Reis Suppe mit Pilzen und Lauch	Schweinerippchen mit Honig und Knoblauch	Rohe Blaubeer-Cashew-Käsekuchen
27	Fruchtiger Kokosmilchreis mit Mango und Zimt	Quinoa-Stuffed Paprika mit einer Tahini-Sauce	Kalbsleber mit Zwiebeln und Balsamico-Essig	Kirsch-Mandel-Tarte
28	Avocado-Kiwi-Smoothie mit Spinat	Veganer Dal mit roten Linsen und Kokosmilch	Lamm-Souvlaki mit Joghurt-Dip	Grüner Tee Sorbet mit Zitronengras

Rezeptindex

Exklusiver Bonus: zusätzliche Videorezepte mit Schritt-für-Schritt-Erklärungen!

www.ingramcontent.com/pod-product-compliance
Lightning Source LLC
Chambersburg PA
CBHW081649260726
48653CB00009BA/3310